AF619665

PHILIBERT
DES ANGLIERS.

TOME Ier.

Tout exemplaire qui ne sera pas revêtu de la signature suivante, sera regardé comme contrefait, et l'on poursuivra le contrefacteur, conformément aux lois.

DE L'IMPRIMERIE DE BRASSEUR AINÉ,
rue Dauphine, n. 36.

PHILIBERT
DES ANGLIERS,

OU LES DANGERS D'UNE MAUVAISE ÉDUCATION.

PAR JÉROME B****,

Deus hæc fortasse benignâ
reducet in sedem vice.

Dieu voudra peut-être encore
remettre les choses en bon état. HORAT.

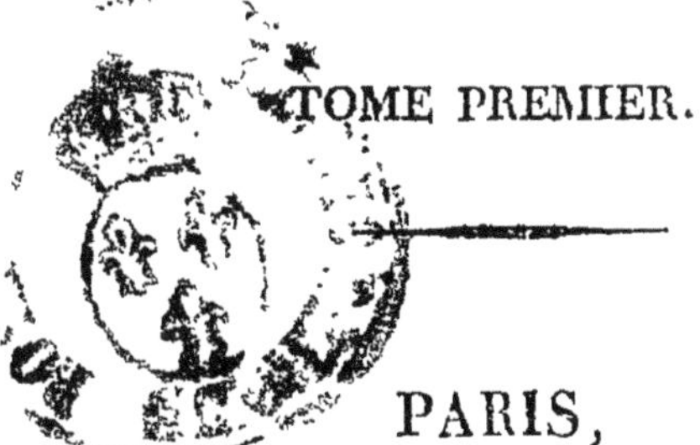

TOME PREMIER.

PARIS,

CHEZ { PONTHIEU ET DELAUNAY, lib. au Palais-Royal, galerie de bois.
CORBET, lib., quai des Augustins, n. 37.

Et chez tous les marchands de nouveautés.

1821.

AVANT-PROPOS.

Une infinité de personnes ont écrit sur les mœurs, beaucoup plus encore ont traité la politique. Nous avons des ouvrages estimés sur les mœurs, et sur la politique nous ne possédons que des essais, dans lesquels des esprits féconds, des imaginations brillantes, n'ont offert au public que de captieux sophismes ou des passions environnées d'un séduisant vernis. Il est rare aujourd'hui de voir la modération, la sagesse, la prudence et la vérité, s'échapper de la plume de nos publicistes. Les uns prêchent indirectement la révolte, et il y en a peut-être qui préconisent l'intolérance ; l'exagération est le mobile du plus grand nombre, une espèce de vertige politique, s'est emparé des esprits : l'intérêt particulier a envahi l'intérêt général : l'ambition agite et remue toutes les âmes : l'égoïsme, cet odieux égoïsme a été mis en préceptes, et les mots pompeux *dévouement* et *patrie*, qui ont enfanté tant d'actions sublimes et d'héroïques vertus, ne semblent plus retentir que pour le ralliement des rebelles.

Nous présentons à nos lecteurs une faible esquisse de nos mœurs et de la politique ; notre intention a été d'amuser, et nous n'avons nullement eu la prétention d'instruire ; heureux si notre tâche nous mérite quelques suffrages : nous avons banni les personnalités et nous serions vivement affligés, si nous excitions le couroux ou l'indignation de ceux qui pourraient se reconnaître dans nos tableaux. Nous déclarons hautement qu'aucun sentiment de haine ou de parti, ne nous a guidé dans notre entreprise, et ce serait avec la plus grande injustice qu'on nous prêterait l'idée, d'avoir voulu faire aucune application maligne ou injurieuse. Nous croyons avoir toujours parlé dans l'intérêt de notre pays, de nos institutions et du Monarque à la sagesse duquel nous les devons.

Les désordres de la vie de Philibert, ont pour cause principale les vices de l'éducation qu'il a reçue, et sa conversion prouve invinciblement, que rien ne résiste aux premières impressions de la vertu. Les principes sont comme le bouclier d'Achille, ils résistent à tous les chocs, bravent les dangers, et finissent toujours par des triomphes éclatans.

Philibert a vu le monde, ayant parcouru successivement toutes les classes de la société, il a fait ses remarques et quelquefois même, il s'est permis d'y ajouter des réflexions. Il a été attaché à un homme estimable, qui s'occupait de la politique, il rapporte à cet égard seulement ce qu'il a entendu : il avait de l'ambition, c'était une maladie contagieuse à laquelle sa philosophie a enfin apporté des remèdes efficaces. Il a été plus souvent le jouet, que le favori de la fortune. Dans ses extravagances et ses fougueux excès, il a commis de grandes fautes, il aurait commis des crimes peut-être ; mais une puissance qui humilie toutes les autres puissances, a entendu ses invocations et l'a protégé, en même temps qu'elle le couvrait de son égide.

Ce malheureux jeune homme n'a pas su calculer la distance qui existe, ou que l'on suppose exister, entre l'état de nature et l'état de la grande civilisation : c'est cependant ce défaut de prévoyance, qui explique entièrement ses revers, ses désastres et ses infortunes. Selon l'état de nature, sur lequel il bâsait uniquement ses actions; il avait dans le caractère une certaine roideur, qu'il était difficile de fléchir et d'ébranler. Son cœur ne s'attendrissait absolument que devant le malheur, ou des vertus évidemment reconnues, et généralement appréciées : comme il se défiait de la duplicité et de la fourberie des hommes, il paraissait dédaigneux et avait souvent l'abord farouche, particulièrement envers ceux que l'opinion avait jugés d'une manière peu favorable. Sa critique était pleine d'amertume, il ne gardait aucun ménagement, sacrifiait tout à la vérité, et s'inquiétait ordinairement fort peu, des victimes qu'elle aurait pu faire. Il qualifiait les hommes et les choses avec ces rudes épithètes, ces âpres dénominations, qui font toujours un mal irréparable, lorsqu'elles sont justement appliquées. Sa politesse était purement exceptionnelle, et ne s'étendait que jusqu'aux personnes qui avaient su mériter son estime. En général il manifestait une dignité superbe, une souveraine indépendance : aucune considération, ne l'aurait fait plier devant sa conviction, et il déployait la même franchise, sous la chaumière modeste du laboureur, que sous les lambris dorés d'un fastueux courtisan.

Si au lieu d'avoir égard aux préceptes d'une civilisation maintenant tout à fait caduque, il s'était appliqué à suivre scrupuleusement ceux de la civilisation perfectionnée, les maximes admirables du siècle lumineux ; il avait quelques dispositions pour parvenir, il serait peut-être devenu un grand homme, s'il s'était agenouillé au temps des métamorphoses. En regardant bien haut, on voit encore perchés sur le faîte des grandeurs, des phénomènes de ce temps merveilleux. A la vérité, les favoris du hasard avaient des moyens, et le courage nécessaire, pour écarter les obstacles qu'ils auraient pu rencontrer sur leur route ; et de plus encore, une politesse excessive, d'aimables procédés, de douces prévenances, des grâces physiques et morales, un langage parsemé de fleurs, une souplesse éprouvée, une condescendance toujours respectueuse, et l'avantage inapréciable de s'identifier parfaitement avec toutes les personnes qu'ils fréquentaient. Quels charmes infinis ne trouve-t-on pas aussi, dans le commerce de celui qui ne contredit jamais, et dont la bouche gracieuse ne s'entrouvre, que pour vous couvrir d'éloges et d'applaudissements! seriez-vous l'auteur d'une action médiocre ; l'homme de la perfection la relève avec art, et lui donne aussitôt le coloris de la célébrité. Auriez-vous commis une bassesse, il lui donne une tournure avantageuse, et si vous êtes descendu trop bas, que vous ayiez effleuré la fange, il invoque la commisération publique, après vous avoir signalé comme une victime de la calomnie. Avec le secours d'un tel soutien, vos ouvrages sont toujours excellens, et si par hasard l'opinion les décrie, il a soin d'attribuer vos revers à l'injustice, ou bien aux fureurs d'une cabale, ou à celles d'une faction. Si vous vous exprimez mal dans une tribune, ce n'est pas un défaut de mérite, mais un excès de modestie.

L'homme du siècle ou l'homme des lumières, prodigue son encens, et n'exclue de ses hommages, que l'infortune ou le malheur, encore ne fait-il cette exception, que quand il est intimement persuadé, que la victime du sort ne se relevera jamais de sa chute. Il fait l'apologie du monde entier, et s'il ne fait pas revivre les qualités de ceux qui ne sont plus, c'est qu'il n'a rien à prétendre de leurs services. Il sait grossir les fortunes, doubler les titres, diminuer les âges, cacher les ridicules, et donner des excuses aux difformités. Il encense le vice, comme il encense la vertu, et le vice et la vertu lui sont indifférens, pourvu que l'un et l'autre lui fournissent une honorable carrière.

Nous venons de montrer les avantages, ou si l'on veut, les inconvéniens de la flatterie : nous croyons devoir nous abstenir en ce moment même, de faire aucune observation contraire ou nuisible au prosélytisme de l'intrigue ; notre dessein en traçant deux caractères différens, a été seulement de faire envisager les motifs qui ont arrêté Philibert dans sa marche vers la prospérité, et nullement de jeter de la défaveur, sur une classe d'hommes dont la souplesse paraît une merveille. Quantité de personnes d'ailleurs ne se nourrissent plus que d'illusions, et ce serait un crime, ou au moins une faute grave, de gêner leur approvisionnement.

Nous ne pourrions pas assurer si en France, il y a quantité de politiques habiles, mais nous pourrions affirmer, qu'une grande partie de la population, s'occupe des affaires du gouvernement; qu'il y a fort peu de salons à Paris, où on ne nomme des ministres, et de cafés en province, où on ne destitue des préfets; et qu'en général nos lois sont partout discutées, bien long-temps après qu'elles ont été rendues. L'histoire rapporte, qu'à Babylone, lorsque les médecins n'y guérissaient pas encore de malades, on exposait ces derniers à la vue des passans, pour s'informer s'ils n'avaient pas été attaqués d'une maladie pareille, et quels moyens ils avaient employés pour en guérir. Si nous n'étions pas au sein des lumières, nous demanderions, si on n'aurait pas fait un appel à l'expérience, pour guérir les maladies de l'État?

Quoiqu'il en soit, nous osons présager que la France réprendra bientôt son équilibre, son ancienne attitude et sa fière prépondérance, nous dirons avec ce célèbre Athénien : « Quelle que soit notre situation, je ne sais quel pressentiment m'avertit encore quelquefois, que tout n'est pas désespéré. Si les Dieux avaient voulu notre ruine entière, ils nous auraient laissé décheoir insensiblement : une corruption lente, nous aurait privés des ressources nécessaires pour en sortir ; un bandeau, de jour en jour plus épais, nous aurait empêchés de voir l'abîme où nous allons tomber. Mais la bonté infinie des Dieux ne l'a point permis ; il nous ont donné au contraire de grands avertissemens ; ils ont permis que des révolutions subites et inattendues, nous forçassent malgré nous à réfléchir (1) ».

Le passé nous a laissé de terribles avis ; des catastrophes déplorables ont déterminé nos réflexions. Nos vertus peuvent encore nous sauver ; le patriotisme des

(1) Entretiens de Phocion, sur le rapport de la morale avec la politique.

français n'est qu'assoupi, et dès que les factieux, les intrigans et les égoïstes, n'auront plus d'influence; on verra cette France que l'on croit si malheureuse, se rasseoir sur ses fondemens, et élever spontanément sa tête orgueilleuse, au niveau des plus grandes nations!

PHILIBERT DES ANGLIERS.

CHAPITRE PREMIER.

Au mois de septembre d'une année qui me laisse de pénibles souvenirs, j'avais été envoyé au milieu de ma famille pour me délasser des travaux de l'année. Il y avait cinq ans que j'étudiais dans une institution protégée par le gouvernement, où selon l'opinion accréditée des professeurs, on préparait de grands sujets à l'état. J'y avais été plusieurs fois remarqué, ce qui ne contribuait pas peu à aiguillonner une jeune ambition qui se manisfestait par toutes sortes de symptômes. L'impatience de remplir le rôle qui m'avait été tant de fois présagé par la bouche de ces imprudens oracles, me fit concevoir un projet dont je m'efforçai de hâter l'exécution : il ne s'agissait rien moins que de soustraire l'argent de mes parens et de m'enfuir promptement à Paris. Je choisis pour effectuer ce coupable dessein l'instant où la surveillance pouvait ne pas m'être contraire, et j'agis avec tant de succès que le lendemain même j'avais opéré mon évasion. Je laissai seulement une lettre d'adieux dans laquelle j'excusais mon larcin, par la promesse d'en faire le meilleur usage, ce qui ne manquerait pas d'avoir lieu, en me laissant guider par l'influence de ma destinée. Mon voyage que je devais accélérer fut des plus heureux, et je ne tardai pas à être placé sur le grand théâtre où mes folles illusions entrevoyaient tant de belles espérances. Je me logeai dans le premier hôtel qui se trouva sur mon passage, et n'ayant pas eu la prévoyance de me munir de papiers, je n'y fus pas vingt-quatre heures sans être arrêté et conduit en prison. J'aurais pu dès-lors me livrer au repentir, mais je ne considérai cette circonstance désagréable, que comme un moyen extraordinaire d'éprouver mon courage, et je me résignai. Néanmoins le régime de vie auquel j'étais assujetti affaiblissait mes forces, et j'avouerai peut-être à ma honte que je tombai dans un accès pitoyable de mélancolie. Le geôlier que j'avais vu quelquefois depuis mon arrestation, et dont l'aspect me causait toujours une nouvelle frayeur, m'avertit enfin, qu'on allait m'interroger. Je le fus presque aussitôt, et soit à cause de mon âge, soit pour d'autres motifs, on me remit en liberté.

J'aurais joui plus à mon aise du plaisir que me causait une délivrance aussi miraculeuse, si j'avais cru retrouver les effets et l'argent qui étaient restés dans l'hôtel qui m'avait été si funeste. Je n'eus rien de si pressé que de m'y faire conduire, et j'eus la satisfaction de les revoir dans le même état que je les avais laissés. Pour me montrer reconnaissant envers celui dont les soins avaient sauvé ma fortune j'aurais dû rester dans sa maison, mais la crainte ou la prudence m'engageait à m'en éloigner. Ayant réglé mes comptes et gratifié mon premier hôte, je pressai mon déménagement, et marchant au hasard, je m'arrêtai devant la maison garnie de Mme. Brigide et m'y établis. Mme. Brigide était à son second mari et le dernier, n'était qu'un prête-nom que le mérite transcendant de sa femme avait éloigné des affaires. Dans la supposition qu'elle était curieuse, je lui fis toutes les révélations qui avaient trait à mes aventures, et quoique j'eusse été assez heureux pour lui inspirer de l'intérêt, je m'aperçus qu'elle n'était pas d'humeur à me couvrir d'applaudissemens ; après un long silence, elle me demanda mon âge, et quand elle sut que je n'avais que dix-sept ans, sa physionomie prit un caractère moins grave. Ses occupations l'appelant ailleurs, nous fûmes obligés de nous séparer.

Je n'avais encore aucune idée du beau pays que j'habitais, ni des merveilles qu'il devait renfermer. Pour satisfaire pleinement ma curiosité, je me levais tous les matins dès l'aube du jour. Je prenais ordinairement la première rue qui se présentait et la suivais jusqu'à sa fin, pour ne pas être obligé de demander des renseignemens qui auraient décélé mon ignorance. Rien n'étonnait davantage mes yeux que la symétrie, l'ordre et l'élégance que je voyais dans l'étalage des boutiques et des magasins; j'achetais tout ce qu'on me proposait obligeamment; si on me tendait des pièges je n'aurais pas pu les éviter attribuant, ces marques extérieures de politesse, non pas à la cupidité des marchands, mais au mérite que je me connaissais. En conséquence, je rentrais rarement sans être surchargé de marchandises diverses, dont je ne disputais jamais les prix, dans la crainte de blesser des personnes aussi obligeantes.

Mon enthousiasme pour les magasins et les boutiques ayant diminué, je tournai mes regards vers les spectacles et ressentis pour eux un goût déterminé. Ma vanité y trouvait même son compte, par la raison que j'avais la complaisance de me mettre en parallèle avec tous les grands hommes qu'on faisait revivre sur la scène. Le plaisir que j'éprouvais à ce jeu de comparaison fut de peu de durée, car je fus cruellement humilié à la représentation d'une pièce d'un caractère grave. Comme mon esprit avait alors peu de tendance à la contemplation des objets sérieux, et que tous les personnages de la pièce n'avaient rien qui pût flatter mon orgueil, il me vint une envie de siffler que je satisfis à l'instant ; j'avais à peine réitéré , que je fus assailli de toutes parts , enveloppé dans les bras nerveux d'un homme dont j'apercevais à peine la hauteur, et mis à la porte. Cet échec m'aurait été beaucoup plus sensible, si je n'avais pas eu encore la possibilité de faire de nombreux achats.

Ayant voué dès ce moment une haine implacable aux théâtres , ne voulant point d'ailleurs y paraître dans la crainte d'être reconnu, ce furent les bals qui réunirent tous mes vœux.

Je fis part de mon penchant à un jeune homme avec lequel j'étais en rapports d'amitié, il entra parfaitement dans mes vues et promit de me faciliter les moyens de satisfaire promptement mes nouveaux goûts. En effet le soir même, il me conduisit dans un endroit où il y avait un bal auquel on n'arrivait pas sans difficulté. Il avait lieu à un cinquième étage (1) et l'escalier qui y conduisait n'était pas sans désagrément. Enfin l'expérience de mon guide ayant vaincu les obstacles, nous arrivâmes sains et saufs au travers de l'obscurité. Nous fîmes notre offrande à la déesse chargée de recevoir les dons, et mon admission fut autorisée.

Pénétré dans la salle de danse, qui servait à son maître (académicien de danse), de salle à manger, de salon et de chambre à coucher, je ne pus me défendre d'un mouvement de surprise et d'admiration. Je n'avais encore rien vu d'aussi éblouissant, et les dames les mieux parées de ma province n'avaient rien de comparable à l'éclat de celles qui embel-

---

(1) Personne n'étant plus que moi ami de la tranquillité publique, j'aimerais assez une ordonnance de police, qui obligerait les maîtres ou les académiciens d'armes ou de danse, à ne donner leurs leçons qu'au *rez-de-chaussée*.

lissaient ce lieu enchanté. La première fois ma timidité fut extrême, et je n'acquis de hardiesse qu'insensiblement. Je dansais rarement et mon embarras était tel que je paraissais extrêmement emprunté. Depuis quelque tems mes regards s'étaient fixés sur une jeune personne que mon illusion rendait ravissante ; elle se nommait Adèle, sa candeur me paraissait infinie et sa beauté un chef-d'œuvre. Un amour spontané embrasa tous mes sens, et je pris aussitôt l'engagement de me soumettre aux volontés de celle qui me causait de si vives émotions. Je ne voulais rien moins que l'épouser ; et si elle ignorait mes intentions, c'est que je n'avais pas encore osé les lui soumettre ; cette circonspection ne m'empêcha point d'être compris et mon empressement acheva de dévoiler mes projets. Une certaine dame qui accompagnait Adèle avec le titre modeste de *maman* ayant également deviné mon secret, n'hésita point à me préférer à ceux qui auraient eu des prétentions sur son aimable enfant. Je demandai la permission d'être admis dans la famille, mais cette faveur me fut refusée pour des motifs qu'on se dispensa de m'expliquer. Néanmoins je les accompagnais l'une et l'autre à la promenade, et elles me faisaient l'honneur de dîner avec moi aussi souvent que je le désirais. Nous touchions à la belle saison et les parties de campagne n'étaient point négligées. La prétendue *maman* voulant toujours sauver les apparences avait constamment les yeux sur nous, ce qui ne laissait pas de me contrarier. Nous revenions un soir de respirer l'air du printemps que les amans fidèles respirent avec tant de charmes; je faisais à l'instant même des réflexions sur le bonheur du mariage, lorsque l'approche d'un insolent audacieux détruisit mes illusions, mon bonheur et mes espérances. Il saisit brusquement la fille, menaça la mère, et d'un mouvement de main m'envoya tomber à une assez longue distance. Ayant repris mes sens, j'allais me relever et faire bonne contenance, mais le ravisseur était déjà loin, et d'ailleurs j'avais la conviction de perdre la vie dans un choc, qui aurait été encore plus violent que le premier. Que n'avais-je un ami pour tirer vengeance de cet outrage! le mien dont les moyens d'existence n'étaient pas bien connus, avait été obligé de s'enfuir pour éviter des contestations désagréables avec l'autorité.

Jamais catastrophe ne me fut plus sensible, ni jamais ma vanité n'éprouva de pareille secousse, je venais d'être dupe, mon orgueil ne pouvait supporter cette affligeante idée. La prison, ma sortie humiliante du spectacle, ne pouvaient entrer en comparaison avec ce dernier échec. L'amour-propre grièvement blessé, mon espoir de mariage absolument déçu : il n'en fallait pas davantage pour me déterminer à me jeter aux genoux de mes parens, et réclamer mon pardon de leurs bontés. Une première faute en amène communément d'autres, et il est bien difficile de s'arrêter sur la pente, qui entraîne à sa perte.

Accablé de la plus noire tristesse, en but à la violence des remords, je regagnai ma chambre où je m'enfermai pendant quelques jours. Mes chagrins s'accrurent encore, et faisant le dénombrement de mes sottises, calculant mes ressources, je trouvai tous les moyens de me livrer aux fureurs du désespoir. J'aurais bien désiré m'entretenir avec Mme. Brigide, mais ayant négligé de la voir, lors de ma prospérité, jaurais rougi d'y avoir recours dans la peine. Quoique ses occupations lui laissassent peu de loisir, ma retraite, lui paraissant suspecte, elle vint chez moi sous le prétexte de s'informer de ma santé; je la rassurai sur ses craintes, la mis au courant des événemens qui m'avaient forcé d'adopter ce genre de vie, et des extravagances qui avaient précipité ma ruine. Est-ce ainsi, me dit-elle, que se conduit un jeune homme bien né? qu'allez-vous devenir? aurez-vous recours à vos parens? vous les avez trop outragés pour qu'ils se montrent sensibles à vos plaintes! — Je suis extrêmement embarrassé! — Si vous me promettiez de changer de conduite, je vous proposerais à un de mes parens, un négociant estimé, qui ayant fait de bonnes affaires, se retirera bientôt du commerce; agissez bien avec lui, il est possible qu'il ne tarde pas à vous céder son fonds. - Non, madame, non, étant né pour les grandes choses, je lutterai contre l'adversité plutôt que de rien changer à ma vocation. - Oui, Monsieur, mourez de faim, cela vaudra beaucoup mieux, puisque vous rejetez mes offres, faites à votre tête. Je ne suis point prophète, mais j'ose vous prédire, que ce germe d'ambition ne manquera pas de vous perdre. Mme. Brigide avait pris la chose au sérieux, et si je ne m'étais pas excusé en paraissant me rapprocher de ses vues, il en résultait une rupture infiniment préjudiciable. Si vous rejetez ma proposition, continua-t-elle, en admettant même que vous ne perdiez que moitié dans la revente de vos colifichets et de vos brinborions, aurez-vous de quoi subsister pendant long-temps ?— Je vais écrire au ministre, lui demander une place; s'il me l'accorde, je n'aurai que de belles chances à courir.—Autre folie ! je vous pardonne celle-ci, parce qu'elle vient du délire qui vous possède. — Demander une place à un ministre ! si vous vous adressiez seulement à un procureur ? — Je n'en connais point. — Connaissez-vous davantage un ministre ? — Non.—Je connais bien le procureur qui a été chargé de la poursuite en divorce contre mon premier mari : ... mais cet homme-là ne vous convient pas. - Pourquoi ? - Parce qu'il ne vous convient pas (ici Mme Brigide poussa quelques soupirs que je ne pus pas interpréter.) — Dès lors que faire ? — Allez aux Petites-Affiches, faites-y annoncer que vous désirez être placé chez un procureur; donnez votre adresse, et si vous me promettez de vous mieux conduire, je répondrai de vous. Je remerciai Mme Brigide, lui promis beaucoup et volai aux Petites-Affiches. Peu de jours s'écoulèrent et je reçus la lettre suivante: « Monsieur, si » vous avez toujours l'intention de tra- » vailler chez le procureur, écrivez-moi » *sans désemparer*, ou venez me voir » dans le plus *bref délai*. Ayant ouï vos » *discours* et *répliques* et pris ample » connaissance de vos certificats, j'avi- » serai aux moyens de vous admettre dans » mon étude. Je dois néanmoins vous pré- » venir, afin que vous n'en prétendiez » cause d'ignorance, que vous ne pouvez » y espérer qu'une place de dernier

» clerc, me réservant toutes et *quantes* » fois de vous avancer si le cas y échet. » *Obtempérant* à mon invitation, si » vous me convenez, vous aurez au *préa-* » *lable* le déjeûner et 15 francs par mois, » indépendamment des épices. — Signé » Grapinier. »

Etant parvenu à déchiffrer cette lettre que nous croyions écrite en langue arabe, je priai Mme Brigide de m'accompagner, elle y consentit de bonne grâce, et nous allâmes ensemble trouver M^e^. Grapinier. Il était malheureusement à déjeûner, et comme il avait l'habitude de ne se déranger de ses repas que pour ses cliens, nous fûmes obligés d'attendre quelque temps. Enfin nous le vîmes arriver, Mme Brigide me présenta, et m'ayant demandé si j'avais une belle écriture, si j'ortographiais bien, et fait plusieurs autres questions, il me reçut dans l'ordre respectable, me présenta à mes dociles collègues, et je fus à l'instant proclamé clerc de procureur.

CHAPITRE II.

Je m'installai en conséquence dans l'étude de Me. Grapinier, et me ressouvenant que ma famille comptait déjà des gens de robes, je me trouvai fort heureux de pouvoir lui annoncer que j'allais en augmenter le nombre. Je voulais devenir un avocat célèbre. Je n'oubliai point d'insinuer cette orgueilleuse présomption dans une lettre que j'écrivis à mes parens, afin de réclamer leur indulgence et mon pardon. Ces derniers d'une bonté infinie, se réjouirent de ma conversion, et m'accordèrent des secours qu'ils me firent exactement toucher. Madame Brigide, m'applaudit de mon retour vers le bien, et ma réconciliation lui fit naître quelques remontrances qui avaient leur prix.

La continuité de mes travaux et leur multiplicité ne me laissaient plus aucuns moyens de dissipation. Mes courses étaient excessives et tellement multipliées, que je ne tardai pas à connaître toutes les rues. Il n'y avait pas un recoin dans le Palais de justice qui me fût étranger, et pas un procureur dont je ne connusse au moins le signalement ; si je pouvais allonger mes courses et trouver un prétexte d'excuser ma lenteur, je mettais toute ma joie à écouter les débats d'une affaire. Lorsque deux avocats étaient aux prises, je me figurais Cicéron et Hortentius : leur bouillante vivacité remuait tous mes sens, leurs vigoureux efforts me faisaient tant d'impression, qu'en les quittant, je gesticulais jusqu'à mon étude. Je n'avais plus la tête remplie que de procès, et mon enthousiasme pour les discussions du barreau était si décidé, que je me levais pendant la nuit pour imiter les grands orateurs.

La sécheresse des écritures ne laissait pas néanmoins d'affaiblir mon ardeur, et je n'avais pas encore pu me familiariser avec le style barbare du cabinet. J'aurais voulu en adoucir la rudesse, si je n'avais pas appris qu'on ne devait jamais rien changer aux copies, qui devaient être absolument conformes aux originaux. Quelque fut l'aridité du travail, je m'efforçais de vaincre ma répugnance afin d'arriver plus promptement au degré de célébrité qui électrisait mon ambition. Une fois avocat, me disais-je, l'indépendance de cette noble profession me placera au niveau des hommes éclairés et utiles, et un titre aussi honorable suffira à celui qui n'a plus en tête la folie des grandeurs. Avec plus de stabilité dans les desseins, ces réflexions auraient été efficaces !

J'entretiendrais volontiers le lecteur de la manière dont les procureurs nourrissent leurs clercs, si tout le monde ne connaissait point la frugalité de leurs repas.

J'avais su plaire au mien, et le zèle et la célérité de mes courses que j'allongeais la plupart par ma fourberie, lui donnaient une haute idée de mes moyens; c'était d'autant plus une faveur à mes yeux, que son humeur acariâtre et farouche, lui faisait paraître mauvais tout ce qui l'entourait. Octogénaire, il n'avait pas encore pensé au mariage, et s'en était éloigné plutôt par égoïsme que par indifférence. Une chute qu'il avait faite le rendait malade depuis trente ans, et son médecin était obligé de considérer sa conviction comme une autorité qu'il devait respecter; sa prédilection pour les médecines était infinie, il en prenait souvent, et n'éprouvait jamais plus de plaisir que quand on paraissait désirer d'en connaître les résultats. Il sortait peu, ne croyait point à la variation de la température; il soutenait souvent que le froid était insupportable quand la chaleur était excessive. Il recevait peu de personnes comme société, son bonheur était dans l'isolement; il était misantrope sans raison et ombrageux par timidité. Avec tant d'indices de bizarerie, il n'était pourtant pas insensible, car de temps à autre, il admettait dans son intimité, une jeune artiste dont la physionomie était assez agréable.

J'acquiérais insensiblement de l'expérience dans la pratique, et dans la manière de faire l'application des lois. Mes progrès excitèrent l'attention du procureur, qui doubla mon traitement et m'offrit un asile dans sa maison. Je donnai dès-lors congé à Mme. Brigide, et vins m'établir dans une mansarde où je ne pouvais arriver qu'en me hissant et faisant de terribles efforts Au surplus, je n'y étais point distrait par les voisins, il n'y avait guère que les chats qui pussent faire du bruit au-dessus de moi. Un degré apparent de confiance fut la suite de cette mutation ; je commençai à être initié aux grands secrets du métier ; je fus encouragé par les promesses, et mon émulation excitée par l'importance des travaux dont on me chargeait. Pour me distraire dans mes instans de loisir, Me. Grapiner, me donna Cujas, Bartole, Domat, Dénisart, et quelques volumes de formules ; son intention était aussi louable que généreuse, puisqu'il assurait qu'avec le secours seulement de ces livres on devenait un jurisconsulte fameux. Cependant je ne les ouvrais jamais sans efforts, et à peine en avais-je parcouru quelques lignes, que je tombais en léthargie. J'eus recours aux romans pour me dédommager, et j'en avais beaucoup lus sans être découvert, quand l'œil scrutateur du maitre m'en surprit un dans les mains. Des romans dans mon étude ! s'écria-t-il ! Des livres prohibés ! je vous ordonne de les faire disparaitre aussitôt, si vous ne voulez pas qu'ils subissent l'épreuve du feu. La sortie était violente, mais mon entêtement en avait bien bravé d'autres : seulement je résolus de ne plus me livrer aux charmes de mon penchant que dans la chambre où j'étais relégué pendant la nuit. Ne laissant aucune trace de ma résistance, je prouvais ma soumission, en même temps que je satisfaisais mes goûts. J'aurais formé mon cœur et mon esprit en peu de temps, si un événement n'avait trahi mon secret. Ayant un volume à reporter le lendemain au cabinet de lecture, pour ne point doubler le prix de sa location, je voulus un soir l'achever avant de m'endormir, je touchais presqu'à sa fin, lorsqu'accablé de sommeil, je laissai tomber le volume et mon bonnet sur la chandelle, ce qui produisit un embrasement dont je n'eus connaissance que par les débris. Une patrouille passait à l'instant même dans le quartier, et comme elle aperçut une fumée noire et épaisse, qui s'élevait en tourbillons bien au-dessus des toits, elle ne douta point que la maison ne devînt subitement la proie des flammes. Le chef de cette patrouille frappe en conséquence à coups redoublés, se fait ouvrir ; répand l'alarme, ses soldats le suivent, le procureur se lève précipitamment, renverse tout ce qui s'oppose à son passage, court en chemise, et d'indice en indice, on découvre le foyer de l'incendie, on monte à l'assaut, et quoiqu'il fût aussi difficile de pénétrer à mon réduit, que d'escalader les murailles d'une place forte, un instant suffit pour arriver, enfoncer les portes et me surprendre dans mes retranchemens. Il était trop tard, le livre et le bonnet réduits en cendres avaient déjà perdu leur forme primitive. Loin de m'attendre à soutenir un siège, je dormais profondément, et ce n'est qu'après avoir été secoué, tourné, retourné et inondé d'eau froide, que je m'éveillai. Me. Grapinier en chemise, des soldats, une multitude terrorifiée. Tel fut le premier spectacle qui se présenta à ma vue : ma surprise fut si grande que je ne pus me défendre d'un mouvement de frayeur. Les cris du procureur étaient affreux, son courroux ressemblait à celui d'un forcené, ses menaces et ses imprécations auraient porté la terreur dans une âme faible et timide. Je ne craignais que les voies de fait, et en même temps la patrouille, qui me rassura pleinement lorsqu'elle opéra sa retraite; la foule se dissipa également, et comme j'étais déjà aguerri par l'habitude des aventures, je me rendormis aux cris clapissans du procureur.

Je me présentai le lendemain (ou plutôt le jour même, car il était au moins deux heures au moment de l'alerte), avec ma sécurité ordinaire pour reprendre mes occupations. Ma tranquillité fut de peu de durée, et un discours véhément contre l'imprudence des jeunes gens, fut le prélude de l'arrêt qui devait établir mon indignité. Si la virulence et le pathétique des expressions ne m'émurent point, je le fus cruellement par les conclusions qui tendaient à me dénoncer comme incendiaire, dans le cas où je mettrais de l'obstination à vider aussitôt les lieux. Je me sentais assez de chaleur pour plaider ma cause, et assez d'éloquence pour attendrir mes juges, mais je craignais singulièrement une enquête ruineuse, dans laquelle on aurait fait entendre des témoins innombrables. Diverses considérations me déterminèrent plus encore que les menaces, et je me retirai, emportant avec moi mon faible butin.

En rentrant chez Mme. Brigide, ce furent de nouvelles homélies, de nouvelles remontrances et de nouveaux reproches. Mme. Brigide qui n'était point brève m'aurait long-temps sermoné, si je ne lui avais fait entrevoir le besoin que j'avais de réfléchir en paix aux moyens d'embrasser une nouvelle carrière.

J'avais eu l'occasion de jeter les yeux sur les mémoires du médecin de Me Grapinier, et leurs montants avaient souvent excité ma convoitise. Supérieurs à ceux du procureur, ils offraient des avantages plus universels, car en admettant que la sagesse humaine concilie un jour les intérêts généraux et particuliers, les tribunaux seront déserts, au lieu que quelque chose qui arrive, il y aura toujours des malades. Au surplus, je ne supportais pas deux humiliations dans le même lieu, et malgré mon désir de m'illustrer dans le barreau, j'avais été contrarié sur ma route : il n'en fallait pas davantage pour m'en éloigner. La médecine me souriait d'autant plus que son véritable mérite attirait depuis des siècles de nombreux suffrages. Ayant examiné la chose dans son ensemble, je l'envisageai ensuite dans ses détails. Si l'on trouve, me disais-je, assez de malades comme Me. Grapinier, l'état doit être prodigieusement lucratif. Si les maladies devenaient de mode, on se créerait facilement des fortunes. Qu'une petite maîtresse ait des vapeurs, des palpitations de plusieurs sortes, c'est une bonne mine à exploiter. Qu'un petit maître à vingt ans soit atteint de la goutte, et rongé par des douleurs, résultats de guerres qu'il n'a jamais faites, c'est une rente viagère dont les bénéfices absorbent toutes les chances. Si par l'effort d'un génie audacieux, on invente une eau qui ait des propriétés miraculeuses, c'est une merveille qui équivaut à des trésors. Qu'on parvienne seulement à cacher le ridicule des difformités, on acquièrera aussitôt une grande réputation; enfin, ayant l'habilité de donner aux caprices, aux manies et aux faiblesses diverses un caractère maladif, si on est assez subtil, assez ingénieux pour affaiblir le moral par l'artifice du raisonnement, on va extrêmement loin dans cette partie. Telles furent les chances attrayantes qui m'entraînèrent. Je présentai ces avantages à Mme. Brigide, sous de si belles couleurs, qu'elle me pressa pour ainsi dire d'adopter ce nouveau plan.

Je pris dès-lors les inscriptions nécessaires, et comme ma famille avait vu disparaître plusieurs de ses membres avec le secours des médecins, je me dispensai de lui soumettre mon projet; pouvant avec l'économie du noviciat, soutenir un certain rang et subvenir aux dépenses exigées par le fisc de la faculté, je laissai croire que j'étais encore chez le procureur.

Je suivais exactement les cours et fréquentais assidûment les amphithéâtres. Je m'étais attaché quelques amis, qui prétendaient comme moi à l'illustration, ce qui ne contribua pas peu à me donner l'esprit de corps de la compagnie. Il était peu facile de se mettre en harmonie avec la plupart, à cause de la nuance des opinions et des inclinations différentes; la majorité ne se renfermait pas seulement dans les attributions de son art, elle se formait de plus à l'exercice des grandes théories, aux préceptes de la philosophie nouvelle, et principalement à l'application des sciences abstraites. L'amour de la patrie était le grand mobile de ces philosophes naissans, qui n'enviaient que l'occasion de se dévouer pour sa défense; l'époque d'une épreuve de courage ne tarda point à s'offrir dans un danger imminent : les frontières déjà envahies, l'armée innombrable de l'Europe coalisée s'avançait rapidement, il était plus urgent d'agir que de délibérer; néanmoins il y eut des réunions, des assemblées même, et des hommes exercés aux harangues militaires échauffèrent encore le cœur bouillant de ces jeunes héros.

On établit aussitôt les cadres de cette armée patriotique, dont le matériel se composait de plusieurs pièces d'artillerie ; ceux qui étaient destinés pour cette arme, furent exercés pendant que les bataillons d'infanterie prenaient une attitude guerrière. Si la temporisation fut utile à Fabius, elle fut contraire dans cet armement, car l'armée ennemie avait pénétré dans la capitale, qu'on n'avait pas encore imaginé un plan d'attaque ou de défense. Ce grand événement ne me fit pas plus d'impression que mes petites catastrophes ; je n'entrai point dans le deuil des nationaux, je ne m'effrayai, ni ne m'étonnai de ce qui arrivait : on en voulait au despote, sa perte entraîna la chute du despotisme ! Un gouvernement paternel allait renaître sur ses cendres ; je le vis s'établir avec joie, parce que j'avais entendu dire à des hommes éclairés, que la France allait bientôt goûter les charmes d'une douce liberté qui était de son essence.

Le calme renaissant, les fureurs de la guerre ne devant plus désoler le monde, l'armée chirurgicale naturellement dissoute, nous reprîmes nos occupations habituelles; le prestige de la gloire se dissipait insensiblement, et on n'ambitionnait plus d'autres triomphes, que la récompense du travail et des talens. Un nouveau cri d'allarme se fit entendre dans l'Europe, le despote ou le despotisme avait rompu ses liens; le fléau des peuples venait de violer sa foi, l'horison politique se chargeait de nuages, tout présageait de nouveaux malheurs : le gouvernement de l'ordre était renversé, les forces coalisées s'ébranlaient pour fondre derechef sur la France, et le rétablir. Le courage de mes fiers compagnons était assoupi; échauffés par de mâles exhortations, ils s'élancèrent spontanément dans l'arène : des plans de campagne étaient dressés; et quelle ample moisson de lauriers n'auraient-ils point faite, si

Paris eût eu l'énergie de soutenir un siège, et si les hostilités se fussent prolongées!

Des mesures étant prises pour établir une paix universelle sur des bases solides, et pour qu'elle ne fût plus désormais troublée, notre suspension d'armes devint la conséquence du grand pacte européen. On reprit ses travaux ordinaires, mais toujours avec l'espérance de se montrer dans les situations graves, de participer chacun selon ses moyens, aux secousses et aux commotions qui pourraient changer le sort des états, ou celui des peuples.

Les préparatifs de deux campagnes avaient considérablement gêné mes études et paralysé mes progrès ; quoi qu'il en soit, je subis des examens passablement, et peu s'en fallut que je n'obtinsse le diplôme de suffisance avec lequel on couvre ses bévues. Ici comme ailleurs, l'impatience et la présomption détruisirent l'édifice d'une prospérité que le délire s'était créé. Ne doutant point de mon habilité, j'avais eu l'effronterie de voir des malades dont je trompais la bonne foi ; je les traitais d'après un système particulier, je saignais par-dessus tout, et le régime que je leur faisais suivre aurait été semblable à celui que Sangrado prescrivait à ses malades, si je n'avais disposé autrement mes breuvages. Le nombre de ceux qui m'avaient donné leur confiance s'étant accru, je ne pus contenir ma joie, et mes indiscrétions hâtèrent ma perte.

J'étais bien vu d'un ancien commis aux Aides, dont la fille unique faisait les délices de sa vie. Cette jeune personne d'une beauté rare, tomba tout-à-coup dans une maladie de langueur qui s'aggravait de jour en jour ; on appela un médecin à son secours, il n'opéra aucune guérison : le père désolé en appela un autre, et les réunit afin de connaître le genre de maladie de sa fille et les moyens de la sauver ; j'assistai à la consultation qui fut on ne peut pas plus orageuse ; les deux docteurs ne s'accordaient pas précisément sur les causes, le siège, et le caractère de la maladie : le premier désignait la poitrine comme la partie malade, l'autre soutenait que le mal était dans les intestins. Sur l'interpellation qui me fut aussi faite, je répondis avec assurance, que je connaissais parfaitement le siège de la maladie, en les priant de ne pas insister davantage, parceque j'étais résolu à ne point donner d'autres explications. Ce refus les aigrit tellement qu'ils voulaient me comprendre dans la querelle, mais mon rôle exigeait que j'affectasse de la modération. Ils se retirèrent furieux sans avoir rien décidé, et j'eus la perfidie de présenter cette fuite comme un indice non équivoque de leur ignorance. La douleur du père était à son comble ; je le consolai autant que possible en lui promettant une prompte guérison s'il renonçait à tous les autres médecins. Il alla bien plus loin, il protesta même contre la médecine, et en peu de tems sa fille fut entièrement guérie. Une cure aussi miraculeuse causa un si grand étonnement, qu'on me crut réellement un être prédestiné; le père dans son allégresse, aurait fait en ma faveur le plus grands sacrifices , et rien ne lui aurait coûté pour me témoigner largement sa reconnaissance. Je n'opposai que du désintéressement à ses apparences de générosité, je ne voulais qu'une réputation; il était plus important de mettre tout en œuvre pour remplir le monde de l'éclat de ma victoire. Que n'avais-je assez de prudence, j'en aurais mieux goûté les fruits !

Au lieu de faire ressortir mon triomphe par la modestie, je le ternis par l'excès de mon imprudence : j'empruntai la trompette de la renommée pour proclamer mes succès, et ne rougis point de signaler l'ineptie de deux médecins jouissant d'une certaine célébrité; aussi des plaintes adressées à la faculté furent le résultat de cette conduite odieuse, et je fus mandé devant son tribunal auguste. Des charges innombrables s'amoncelèrent sur moi, et après un rapport fulminant, j'y fus admonété, réprimandé, condamné à me départir de mes ambitieuses intentions, dénoncé comme ennemi du genre humain, et mon nom fut rayé des archives médicales. On arrêta qu'en cas de récidive, je serais poursuivi comme calomniateur, et signalé aux autorités compétentes; ainsi s'évanouit mon espoir, et se confondirent d'orgueilleuses prétentions.

CHAPITRE III.

Mes démêlés avec les médecins et mon affaire avec la faculté, furent bientôt connus par la publicité qu'on affecta de leur donner ; le bruit s'en répandit au loin, et mes parens en furent indignement frappés. Dès-lors, ils ne se firent plus aucune illusion sur la supercherie de mes manœuvres, et me dispensèrent de leurs bienfaits, afin de me faire expier mes fautes et mes coupables étourderies, par les plus cruelles privations. J'avais à peine connaissance de cette disgracieuse résolution, que M.me. Brigide vint agrandir mes maux par ses remontrances maternelles, et la violence de ses reproches. Livré à tous les effets de l'adversité, une foule de réflexions sinistres assiégeaient mon âme contristée : O trop séduisante ambition ! me disais-je souvent, tes couleurs enchanteresses sont le principe de mes tourmens ! et à peine avais-je touché les bords de ta coupe enchantée, que j'ai bu à longs traits le breuvage empoisonné que tu m'avais préparé ; je commençais à distinguer le bien du mal, et je n'ai pu éviter les pièges dans lesquels tu as voulu m'entraîner. Semblable à l'oiseau qui tombe sous les serres de son meurtrier, je n'ai pu échapper aux écueils dont tu m'environnais. O hommes imprudens examinez maintenant les terribles effets de vos captieuses prophéties ; ô vous, mes chers parens, que j'ai tant offensés ! votre existence était calme ; mes odieux excès l'ont remplie de peines et d'amertumes ! que ne vous ai-je jamais quittés ! l'image de vos vertus, vos principes, votre sagesse et vos bons exemples, auraient redressé mes erreurs, vous m'eussiez guidé dans ma faible marche, rappelé dans mes écarts; et ne m'eussiez-vous appris que ce que vous saviez, j'en aurais suffisamment su pour devenir un homme de bien. La considération qui vous entoure, était le seul avantage que je devais ambitionner; l'acquisition en était facile, puisque c'était un patrimoine qui venait de nos aïeux. Sachant me contenter de peu, j'aurais chéri la médiocrité, et la soif insatiable des honneurs n'aurait point dévoré mon cœur! Mais agité seulement par la violence des remords, telle était encore sur mes sens, l'influence de l'orgueil et de la présomption, que j'aurais été fâché de révéler mes pensées, et de laisser des traces de mon repentir.

Dénué de tout, il ne me restait que le crédit de Mme. Brigide pour soutenir ma pénible existence : sans nouveaux projets, sans espoir d'un sort meilleur, je repris mes courses et mes promenades que j'étendis au loin, pour éviter des témoins qui auraient déposé contre mes sottises. J'errais ainsi à l'aventure ; sans avoir encore avisé au parti que je devais prendre pour sortir d'embarras ; je trouvais un certain attrait à suivre les troupes, à observer leurs manœuvres : mais l'obéissance passive qui causait tant de régularité dans le mécanisme de leurs mouvemens, éloignait l'idée que j'aurais pu avoir de me faire soldat ; cependant le malheur pressa mon option, et je me déterminai à signer mon engagement. Je fus à cet effet trouver un colonel de cavalerie qui consentit à m'admettre dans son régiment ; je passai bien vîte de l'inaction à la vie la plus active, car, le lendemain même, un homme dont les formes n'avaient rien de gracieux, me plaça devant un cheval qui paraissait plus docile que moi, et me fit mouvoir comme un automate, pendant plusieurs jours. Mes membres ayant acquis de la souplesse à force de les mutiler, il m'apprit à m'asseoir sur le patient, qui attendait avec résignation que je lui sautasse sur le dos. Perché sur son échine, j'écoutais immobile, un détail ennuyeux sur les moyens de le faire mouvoir ; ce détail fini, je sautais à terre à droite et à gauche, ressautais de nouveau jusqu'à ce que je susse parfaitement voltiger. Après ce manège fini, mon haridelle et moi, rejoignons son réceptacle, je lui disposais son repas, et venais ensuite prendre la portion du brouet, qu'un de mes camarades avait disposé, et que je préparais à mon tour, ou plutôt, lorsque l'ordre m'en était donné. J'avais aussi l'avantage, de balayer, nettoyer et repousser les immondices du quartier, indépendamment de celui de prêter mes épaules, pour faciliter le transport des fourages. Sachant maîtriser les volontés du cheval avec lequel je m'instruisais, j'appris à le panser, et on m'en remit un autre, d'un caractère plus violent et d'une humeur plus irascible.

Arrivé à un certain degré d'instruction, lorsque je sus seller, brider, on me revêtit d'un uniforme, ce qui sembla me retremper dans un nouvel élément, et me communiquer une martiale énergie ; je pris une nouvelle consistance, ma fierté se déploya, les illusions, ressources inappréciables du soldat, jetèrent un vernis séduisant sur les humiliations du métier ; les manœuvres aiguillonnèrent ma bravoure et firent éclore en moi cet air dur qui ne prend ordinairement du nerf, qu'au milieu des camps : le cheval qu'on venait d'associer à mes travaux me faisait souvent payer le tribut du noviciat, ce qui ne laissait pas que de me donner de l'émulation. L'enthousiasme commençait à me gagner, ce qui m'engageait à chercher dans l'antiquité et dans les temps modernes, d'illustres modèles, afin de me former sur leurs immortels exemples. Je supportais avec fermeté le joug de la discipline, et résistais humblement à la rudesse et aux caprices du commandement.

Je n'avais pas vu Mme. Brigide depuis long temps, je pouvais lui avoir causé des craintes et des inquiétudes, d'ailleurs elle pouvait suspecter ma bonne foi ; je profitai du premier instant de loisir pour aller lui renouveller ma reconnaissance : mon arrivée lui causa une vive sensation, et la fraîcheur de mon uniforme une espèce d'éblouissement. Comment c'est vous M. Philibert ! s'écria-t-elle, avec attendrissement. « Je vous croyais mort ! que d'in-
» quiétudes vous m'avez données ! dans
» quel attirail venez-vous ici ! dame,
» cependant, ça ne vous va pas si mal. »
Je profitai de cet instant d'émotion pour l'embrasser, la mettre au courant de mes affaires et la rassurer sur les siennes. L'effet des premières impressions commençait à se dissiper : je prétextai des devoirs obligés pour m'épargner ses reprimandes, il est quelquefois aussi pru-

dent d'éviter le danger, qu'il est courageux de le braver, lorsque d'illustres chances y sont attachées.

Au lieu de résister aux insinuations des méchans, et de chercher à entrer dans la familiarité des bons, je me plaçai sur la ligne des premiers, et pris bientôt part à leurs dérèglemens ; jurer, boire, s'enivrer, maltraiter les gens, pour se libérer, telle était en raccourci la base de ma conduite, et de celle des dignes émules auxquels je m'étais associé. Notre licence était effrénée, nous déshonorions le vice, s'il est permis de s'exprimer ainsi, et le fruit ordinaire de notre honteux libertinage, était de rigoureux châtimens : les punitions, loin de me corriger, redoublaient mes licencieux élans, aigrissaient mon caractère, et donnaient toute l'extension possible à ma malice. Je faisais la satyre des chefs, en m'attribuant la censure de leurs actions ; je parlais à haute voix de l'ineptie et de la maladresse de quelques-uns ; chaque pas qu'ils faisaient, était l'objet d'une dérision que je communiquais ; je signalais leur hauteur, comme une preuve infaillible de leur nullité. Je démasquais leurs intrigues, et en déroulant les replis de leur masse noire, j'en faisais remarquer tout l'odieux. Je les suivais pas à pas dans leurs actions, afin de les surprendre dans leurs écarts ; et légitimais mon indiscrétion, et une conduite aussi coupable, en paraissant ne m'occuper que des intérêts de la généralité. Il était important de placer cette conduite impudente sous une surveillance active, et de prendre à mon égard de grandes mesures : mes remarques faisaient de vives impressions sur l'esprit des soldats, ils écoutaient mes philippiques, interprétaient la malignité de mes pensées, et n'attendaient que le signal de l'insurrection. Je fus justement accusé, d'avoir engendré ces dangereuses dispositions, par la perfidie de mes conseils et l'audace de mes remarques. Il n'en fallait pas plus pour exciter la haine des chefs, et augmenter le désir qu'ils avaient de de me sacrifier ; ils n'ignoraient pas que je sapais l'édifice militaire dans ses premiers fondemens, mais ils ne m'avaient point trouvé sur le fait; quoi qu'il en soit je dois des hommages à leur compassion et à leur indulgence. La prison et le cachot, étaient le résultat ordinaire de l'insolence, et de la malignité de mes réponses, ou de mes observations intempestives. On m'y enfermait même seul pour éviter les pernicieux effets de la contagion ; la multiplicité des punitions, la gêne que j'éprouvais, le genre de torture auquel j'étais obligé, diminuaient singulièrement mes élans glorieux ; mon âme n'était plus assiégée que par de déplorables pensées, mes facultés se ressentaient évidemment de ma captivité : les privations, l'air empesté du lieu où j'étais retenu ; détruisaient journellement ma santé, je n'aspirais qu'à être libre, et mes voeux n'étaient exaucés, qu'après plusieurs mois de souffrances. Mes forces s'étaient tellement épuisées, que j'étais tombé dans un état de maigreur et de faiblesse qui me mettait entre la vie et la mort. Vainement je m'efforçais de faire entendre mes plaintes et mes gémissemens, mes excès avaient confondu la pitié, et une inflexible résistance fermait toutes les voix de la commisération ; vainement je promis de justifier ceux qui m'accusaient de les avoir diffamés, ils dédaignèrent mon repentir ; il ne me restait donc plus de moyens de me sauver ; n'ayant aucun espoir de me réhabiliter, je m'abandonnai entièrement aux excès de l'indignation. Dans la prison, je remplissais les murs de satyres, d'épigrammes contre les auteurs de mes maux, et mes représentations furent désormais remplies de fiel et d'aigreur. On m'avertit du danger que je courais et des mesures extrêmes qu'on allait prendre pour réprimer mes audacieux desseins. Des menaces où il était question de conseil de guerre, commencèrent à m'intimider, et renonçant aux chances avantageuses du métier, j'en vins à d'humbles supplications ; je n'enviais plus que ma délivrance, et conjurais le colonel de me faire obtenir mon congé. Ce dernier, ayant su que j'appartenais à des parens qui valaient infiniment mieux que moi, se débarrassa convenablement d'un serviteur rebelle, capable de tout entreprendre pour satisfaire ses orgueilleuses fantaisies.

J'obtins effectivement ce congé, et me trouvai ainsi dégagé des fers sous lesquels de malicieuses inconséquences m'avaient fait verser tant de larmes. Réduit de nouveau à l'extrémité, en proie à la plus épouvantable misère, frappé par tous les coups du sort et de l'adversité, ma position devint excessivement embarrassante. Je n'osais aller trouver Mme. Brigide, moins encore lui faire part de ma détresse. Elle m'était étrangère, ses sacrifices pour moi étant déjà considérables, il n'y avait plus que l'empire de la compassion qui pût fléchir sa pitié. D'ailleurs quelle pitié inspire un jeune libertin dont la conduite licencieuse est dévoilée ? Envisageant l'impossibilité de me sauver dans ce dernier naufrage, je me remis en pleine mer, abandonnant ma destinée aux caprices des vents : sans expérience, sans guide et sans boussole, je ne pouvais manquer d'être poussé sans cesse contre les écueils. Je ne reconnaissais plus de frein, et si je croyais à la réalité d'une puissance suprême, j'avais la barbare injustice de méconnaître ses immenses attributions; je ne craignais plus que les hommes, et sans un reste de vénération pour la mémoire et les vertus de mes parens, je me serais inévitablement couvert d'opprobre et d'infamie. Suivez-moi encore lecteur délicat, si mes écarts offrent du scandale, vous me plaindrez d'abord, et ne me jugerez ensuite, qu'après avoir remonté à la source des erreurs qui sont le principe de mes égaremens. Quelques soient mes fautes, je n'ai point commis de crimes, bien des choses m'ont toujours parues sacrées, et la loi de leur inviolabilité que je me suis imposée, est seulement la conséquence de mon éducation primitive.

Affranchi maintenant par la licence de toutes les règles de la morale, ne sachant plus m'estimer, le désespoir me conduisit auprès d'une malheureuse, qui avait coutume de présider à nos orgies soldatesques, pour mendier un refuge et des moyens d'existence : quelques fussent ses doutes sur la récompense que je lui promis, tels sont les effets de la misère, je m'humiliai pour la convaincre et la rassurer. J'avais vaincu ma répugnance, mais un ennui dévorant mêlé de remords affreux, traversait ma déplorable vie; rien n'était incertain comme mes desseins, je passais machinalement une partie du jour dans de misérables cafés, où la paresse, l'oisiveté, la débauche, une nonchalante apathie, amènent une multitude de désœuvrés. C'est là où se cache ordinairement l'infortune insolente, et où des gens, le fléau de la société, la honte de leur famille, viennent chercher un asile contre la rigueur de la saison, et l'inclémence du ciel. Je me réunissais aussi aux groupes qui entourent ordinairement les histrions, les baladins, et les charlatans, autant par curiosité, que pour trouver les moyens de me dissiper quelques instans.

Les nuits, je les avais consacrées au vagabondage, et lorsque j'étais fatigué d'errer au milieu du silence et des ténèbres, je venais me réfugier dans des tripots où s'amoncelait le rebut du genre humain, où la débauche était représentée sous les traits les plus hideux, et où des gens sans aveu, des fripons et des voleurs, se retiraient pour accomplir les criminelles résolutions qu'ils avaient méditées; où enfin, une certaine quantité d'habiles excrocs rassemblés, exécutaient leurs artificieuses combinaisons, en dépouillant ceux qui avaient eu la maladresse de tomber dans leurs pièges. Etais-je rassasié de ces lieux infâmes, je me retirais dans une sombre tabagie recouverte des nuages du crime, où des instrumens de la révolte s'exhortaient au courage, et accoutumaient des mains encore timides, à se servir du glaive destiné à l'exécution des grands forfaits. D'autres fois, je passais la nuit au sein même de la débauche, mais là, du moins je n'entendais point d'imprécations contre le trône et le gouvernement. Que n'ai-je succombé, en mettant le pied dans ces antres épouvantables ! Je ne comptais pas encore assez de malheurs ; et pour expier mes fautes, il fallait que je vécusse encore !

CHAPITRE IV.

Je rôdais comme de coutume pour trouver des objets qui pussent me distraire, lorsque je fus rencontré par madame Brigide. Les lambeaux dont j'étais recouvert la laissèrent un instant dans l'incertitude ; mais, s'étant approchée, elle confirma sa présomption. — Est-ce vous M. Philibert ? — Oui, Madame. — Je m'attendais à être inondé de reproches, elle ne m'en fit aucun ; mon état lui inspira tant de pitié, que sa délicatesse l'empêcha même de me questionner. — Vous avez été bien long-temps absent, reprit-elle. Venez à la maison, vous y serez toujours bien accueilli. Je pense que vous avez quitté votre régiment ? N'ignorant pas que les torts sont de votre côté, je m'abstiens de vous demander des détails sur cette dernière circonstance, je vous livre seulement aux remords que vous pouvez avoir.—Hélas! ils sont aussi cuisans que je suis ingrat, lui répliquai-je, avec émotion.—Ne vous alarmez point, ma sollicitude pour vous n'est point diminuée, et je suis vivement pénétrée de votre malheureuse situation. Je sais par expérience peut-être, combien la jeunesse a besoin d'indulgence : je n'exige pas de vous l'impossible, seulement je voudrais que vous me promissiez de faire quelques efforts pour devenir meilleur. — Quelles promesses voulez-vous attendre d'un effréné, qui a violé toutes celles qu'il vous a faites jusqu'alors? — La moindre me serait précieuse dans cette situation critique. — Eh bien, je vous promets tout ce qu'il vous plaira; pourvu, que vous m'aidiez de vos conseils et me continuiez vos bontés. — Je vous abandonnerai moins que jamais, ayant déjà formé le dessein de vous attacher à un personnage de distinction qui habite mon hôtel. — Je suis confus de vos bienfaits, puissai-je un jour vous en témoiguer mon ample gratitude !

Nous finissions ce pénible entretien, lorsque nous nous trouvâmes sans presque y penser devant l'hôtel de Mme. Brigide. Nous y entrâmes ensemble, et elle me fit conduire dans une chambre, d'où elle me défendit de sortir avant de m'avoir averti : à peine y étais-je, qu'un tailleur vint me prendre la mesure d'un habillement complet, qu'il m'apporta dès le lendemain. — Que de réflexions déchirantes aurai-je pu faire dans cet intervalle ! mais abattu par la douleur, affaissé sous le poids des remords, mes facultés m'ayant abandonné, j'étais tombé dans un profond assoupissement.

Madame Brigide ayant tout disposé d'avance, me fit prévénir qu'elle allait me présenter à la personne dont elle m'avait parlé, m'assurant qu'elle l'avait disposée favorablement. Ah ! quelle allégresse, et quel ravissement ! j'accourus avec une incroyable vîtesse, et ma joie était telle, que si j'avais vu les cieux s'ouvrir devant moi. Il faut avoir connu la peine, pour goûter les délicieux effets d'un sort meilleur ; et qu'ils doivent être à plaindre, ceux que le sort a constamment bercés dans l'opulence.

J'arrivai enfin devant celui sur lequel je fondais de si grandes espérances ; c'était M. Deladrille, et là, comme auprès du procureur, ce fut Mme. Brigide qui fit tous les frais de la présentation : de grandes salutations étant faites de part et d'autre, Mme. Brigide se retira, après m'avoir remis comme un bon sujet dans les mains de M. Deladrillé : « Mon ami, me dit aussitôt ce dernier, j'avais besoin d'un jeune homme, actif, laborieux, intelligent, d'un commerce doux et agréable pour me seconder dans mes travaux importans ; je n'ignore pas que vous remplirez dignement mon but. » — Je parus douter de sa présomption, mais il me fit signe de ne point l'interrompre. « Quoique cette modestie soit appréciable, elle est inutile, Mme. Brigide m'a donné une haute idée de vos moyens, et j'entrevois que vous soutiendrez facilement l'opinion de cette femme estimable. Je n'ai qu'une crainte, c'est celle de ne pouvoir vous faire en ce moment d'assez grands avantages, ayant perdu la plus belle partie de ma fortune, au milieu des troubles civils qui ont si cruellement désolé la France. Mon intention est de vous considérer comme mon propre fils ; vous travaillerez avec moi, je vous formerai aux grandes affaires, je vous familiariserai avec les langues étrangères : je vous donnerai des notions générales et particulières, sur la politique européenne, et un emploi distingué sera sans doute la récompense de vos efforts; car, mon ami, un changement prochain dans la situation politique des choses actuelles, n'est plus un problème pour l'observateur exercé; nous vivons au jour le jour, et nous ne sommes encore qu'au provisoire de notre gouvernement. Ainsi ne craignez rien, vous allez être placé au nombre de ceux qui attendent l'époque tant désirée, de la regénération universelle; cette époque si impatiemment attendue, où la vertu confondra le vice, et la justice renversera l'édifice révolutionnaire qui croule dans ses fondemens, cette époque enfin, où de grandes vérités vont se faire entendre, et l'hypocrisie être démasquée d'un bout du monde à l'autre. Je ne saurais trop vous exhorter à la patience et au courage, vous estimant heureux, de paraître dans un siècle, où les jeunes gens vertueux ont d'aussi brillantes prérogatives. Monsieur, je suis confus, lui répondis-je; je ne saurais trop..

— Non, non, laissez-moi continuer ; je désire que cet entretien nous serve de base et de régulateur. — Je vous disais donc, ... que... ah! ah!... que, j'avais été ravi d'apprendre que vous partagiez mes principes et mes opinions ; demeurez inébranlable dans la voix de l'honneur, vous participerez à des récompenses dont la majorité de la génération est indigne... Fuyez, fuyez cette jeunesse insolente et présomptueuse, infectée de mauvaises doctrines. Mettez-vous en garde contre les embûches des perturbateurs, craignez l'influence de leurs sophismes captieux, et resistez aux insinuations subversives. Vous pourriez être charmé du patriotisme apparent de quelques hommes qui paraissent ne s'occuper que du bien de leur pays ; ne les voyez que comme d'habiles oiseleurs, qui imitent le ramage des petits oiseaux pour les mieux attirer dans leurs filets. Ne croyez pas non plus au désintéressement de ces hommes spécieux : cette noble qualité n'est réservée qu'à des politiques, qui ont fait une entière abnégation en entrant dans la lice. N'ajoutez point foi à la modération qu'on s'efforce de prôner, les passions étant de tous les siècles, elles ont leur sièges dans tous les cœurs; si l'on parvient à les cacher, on parvient rarement à les vaincre. C'est ordinairement la franchise qui les laisse entrevoir, et l'hypocrisie qui les recouvre d'un voile. Ainsi, souffrez avec les gens éclairés, que l'on plaigne ceux qui n'admettent de mérite, qu'autant que celui qui le possède paraît exempt de passions. J'aimerais mieux un ennemi qui m'attaquerait en plein jour, que celui qui m'attendrait au milieu des ténèbres. Evitez les dangereuses fréquentations, telles que celles des ennemis des principes et de la morale, et bien plus encore, celles des innovateurs qui y suppléent par le moyen d'une matérielle philosophie. Les gens de cette espèce ne peuvent inspirer de confiance ni à la société, ni au gouvernement, ne pouvant offrir que des garanties superficielles. Vous appartenez à des parens recommandables, c'est pour vous une obligation impérieuse de rester dans la voie du salut. Je m'abtiens de vous tracer le tableau des dangers que vous pourriez courir dans cette vaste cité. Quand, comme vous, on a été élevé à l'ombre de la vertu, l'on sait ordinairement se détourner des écueils. Voilà en resumé, les observations que j'ai cru devoir vous faire avant de vous mettre au travail, voyez si vos intérêts ne seront pas lésés, en vous admettant chez moi, comme commensal et comme ami.

Je m'empressai de remercier M. Deladrille de ses offres obligeantes et de ses lumineux conseils, néanmoins, je n'avais pas écouté son discours sans surprise et sans étonnement. Est-ce bien moi ? me disais-je, avec stupéfaction qui ai tant de vertus, d'intelligence et de brillantes qualités? qu'elle prodigieuse métamorphose ! il y a deux jours au plus que j'étais le plus effréné bandit, le plus fieffé libertin, et aujourd'hui je passe pour un sujet accompli, d'une inébranlable sagesse et d'une religieuse moralité. O Mme. Brigide ma généreuse bienfaitrice ! fallait-il que tant de soins et de bontés, fussent payés par tant d'ingratitude !

M. Deladrille dont j'étais maintenant le sécrétaire, avait à peu près 55 ans, il avait servi dans les armées : sa taille était plus qu'avantageuse. Il était maigre et desséché : l'ensemble de sa phisionomie offrait un mélange évident de sérieux et d'agréable. Sa figure était longue, son front absolument découvert, ses yeux quoique foulés dans leur orbite, n'en avaient pas moins de vivacité, sa voix était un peu rauque. Il avait l'humeur sombre, une tendance irrésistible à l méditation, quoi qu'il eut dans le caractère une certaine âpreté, il était susceptible d'être fléchi quand on parlait à son cœur, son temps et ses veilles, étaient exclusivement consacrés à la politique, ses points de vue étaient immenses, l'univers entrait dans ses vastes combinaisons. La France était cependant l'objet principal de sa prédilection, et sa sollicitude spéciale ne semblait tendre qu'à l'agrandissement de sa prospérité.

Il y avait plus de frugalité que de profusion dans nos repas, en attendant pour les rendre splendides, que l'un de nous fût ministre plénipotentiaire, et l'autre, secrétaire de légation. Dans tous les cas, une pension qu'il touchait sur la liste civile, ses faibles revenus débris de sa fortune, le mettaient au-dessus de la médiocrité : en y joignant le produit de ses travaux, il se trouvait dans une honnête aisance.

Je commençai mes occupations, par la mise au net d'articles de journaux d'une force étonnante. M. Deladrille ne faisait point de quartier aux libéraux, qui lui paraissaient en général d'enragés *jacobins*. Ses articles avaient quelque analogie avec les scènes de mélodrames, les mots, *glaives*, *bourreaux*, *assassins*, *barbaries*, *atrocités*, *etc.*, s'y trouvaient répandus en abondance. Les maximes de tolérance s'échappaient rarement de sa plume, il adoptait celle-ci de préférence : « Qui oublie trop et trop tôt, n'est ni assez instruit, ni assez corrigé. Il ne connaissait, d'hommes d'état que ceux qui n'avaient servi que le gouverment légitime, et se défiait autant des autres, que les Troyens se défiaient des présens des Grecs. Ses avis n'admettaient point de composition dans ce dernier cas, ils tendaient au contraire à les écarter entièrement des affaires. Les brochures n'étaient point la moindre partie de nos travaux, nous en répandions avec une immense profusion, et toutes portaient l'empreinte de l'aigreur et du mécontentement. Le ministère, les ministres, leurs opérations, leurs agens, y étaient vigoureusement traités, les libéraux ou jacobins y étaient livrés au plus ignominieux mépris, et leurs écrivains à la haine et à la vengeance des générations. L'armée du tyran y était représentée comme une monstruosité, et l'armée royaliste comme un rassemblement de héros.

C'est ainsi et sous de pareilles auspices, que je reçus les premiers élémens de la politique. Cette manière de s'instruire, ne pouvait manquer de plaire à un jeune étourdi, qui ne demandait que plaies et bosses; mais je doute, que la sagesse sanctionne jamais les doctrines de M. Deladrille, ni que la raison applaudisse à son effervescence. C'est en général un bien misérable triomphe, que celui des écrivains qui aigrissent les passions et sèment la discorde. La postérité en fait ordinairement justice, mais elle ne répare point les maux dont ils ont affligé l'humanité.

Tel était l'ordre que nous suivions dans nos travaux : des articles quotidiens nous passions aux brochures, et lorsque les écrits périodiques avaient perdu leur vogue, j'étudiais la diplomatie, en copiant des notes relatives aux gouvernemens divers : ces opérations devenaient illusoires, puisque chacune des notes rédigées par M. Deladrille, était immédiatement remise dans une liasse particulière. Dans son effervescence, ce dernier proposait des alliances, balançait l'équilibre de force, de suprématie, et de puissance; il conseillait aux cabinets d'insinuer aux Potentats qu'il était urgent d'écraser les démocrates, prêts à envahir le pouvoir et les trônes. En démasquant l'hypocrisie des jacobins, il engageait surtout à ne point croire à leur conversion, il faisait sentir la nécessité aux souverains, d'éloigner tous ceux qui n'auraient donné jusqu'alors que des preuves d'immoralité et d'irreligion ; et enfin, combien il était important de se défier d'une jeunesse, pervertie par l'infection d'une philosophie destructive.

Doué d'une imagination ardente, monsieur Deladrille, s'affectait volontiers des revers qu'éprouvait son parti ; ou pour s'exprimer en critique malin, quelques personnes qui rêvaient beaucoup, et pensaient peu : il attaquait les libéraux ou les jacobins, et la riposte le rendait furieux. Il en était de même du ministère et des ministres, l'opiniâtreté de leur résistance l'affligeait mortellement, comme il lui était impossible de cacher son allégresse, quand il entrevoyait l'apparence d'un triomphe. Passant aussi souvent de l'extrémité à l'autre des sensations, sa santé devait infailliblement s'en ressentir, aussi, était-il d'une maigreur extrême ;

ses nerfs étaient d'une inconcevable délicatesse, et la plus faible contrariété lui causait des attaques terribles : c'était dans ces momens critiques que j'étais obligé à des soins qui me fatiguaient infiniment ; il fallait le contenir et il était d'une force corporelle étonnante. Blaise, un jeune champenois, son domestique, son cocher et son valet de chambre, réunissait ses efforts aux miens, encore n'en étions-nous pas maîtres; malgré les potions calmantes que nous lui faisions prendre en quantité, nous étions encore obligés d'appeler du secours et d'emprunter des bras. Dans les grandes crises, nous n'avions rien de mieux à faire que de l'attacher sur son lit après lui avoir lié bras et jambes ; je souffrais, mais l'espoir d'une place de secrétaire de légation excitait ma patience et redoublait mes soins.

J'informai mes parens de la brillante perspective que j'avais devant les yeux, et de l'honorable carrière que je parcourais; je les entretins des hautes vertus de M. Deladrille, de ses grands principes de morale, dans lesquels je m'étais renfermé pour mieux suivre leurs religieuses intentions. Cette conversion apparente qui fut goûtée autant que si elle avait été sincère, me valut des applaudissement et des subsides. Je réglai, premièrement mes comptes avec Mme. Brigide, acquittai le triste engagement que j'avais contracté avec la jeune Bacchante, auprès de laquelle j'avais mendié un honteux refuge et l'existence, et le surplus que je considérai comme une épargne me fit naître divers projets insensés.

Il y avait près de six mois que je vivais dans la contrainte, ou plutôt, dans une retraite nécessaire à ma réputation; car en courant comme de coutume, j'aurais rencontré quelques-uns des vagabonds que j'avais mis dans mon intimité, et le moindre dédain à leur égard m'aurait attiré des injures, et peut-être des mauvais traitemens. M. Deladrille ignorant mes motifs me comblait d'éloges, vantait mon application, et témoignait sans cesse sa reconnaissance à madame Brigide, la remerciait surtout de lui avoir procuré un sujet aussi studieux, aussi appliqué, et aussi soumis : l'envie de me livrer à des distractions analogues à mes goûts licencieux ne m'en pressait pas moins. Il me restait quelqu'argent et nuls desseins de thésauriser, une occasion favorable se présenta, je la saisis avec un joyeux empressement.

Madame Brigide, m'avait donné la clientelle d'une jeune dame, qui était à la tête d'un magasin de mode dont le propriétaire était ignoré. Ou pour mieux dire, dans mes instans de loisir et à l'insu de M. Deladrille, je lui rendais gratuitement les services que peut rendre celui qui a une légère teinture des affaires. En conséquence il était naturel que je fusse bien accueilli dans la maison. Parmi les ouvrières ou les demoiselles ou les filles de boutique ou de confiance, j'avais principalement distingué une jeune personne brune, d'une beauté vraiment remarquable. Je n'osais point lui exprimer mes sentimens, non pas que je fusse encore timide, mais la surveillance de Mme. Brigide me tenait dans la contrainte. Un soir que je me trouvais en tête-à-tête avec cette jeune beauté, je lui ouvris franchement mon cœur. Enthousiasmé de ce qu'elle était dans les meilleures dispositions, j'allai même plus loin, en lui proposant une partie de campagne. Elle l'accepta également, après des réticences et une hésitation qu'on ne saurait condamner, puisqu'elles font en partie le charme de l'amour. Nous convînmes que nous nous trouverions le lendemain dimanche, dans un lieu où nous ne serions pas connus. Notre exactitude fut réciproque, et nous prîmes la route d'un bonheur idéal, qui laisse souvent après lui tant de remords et de regrets. Je m'abstiens de donner d'autres détails sur cette circonstance ; seulement, il n'est pas inutile que l'on sache que je fus deux jours absent. Le troisième je quittai mon aimable pélerine, et revins à mon diplomate, auquel je donnai les meilleures raisons pour excuser cette scandaleuse fuite ; j'en fus néanmoins quitte pour quelques légères réprimandes. M. Deladrille aurait pris la chose au pire, qu'il n'en pouvait rien résulter de fâcheux. Inébranlable dans mon poste, j'y étais affermi d'un côté par l'influence de Mme. Brigide, et de l'autre par l'opinion de bouches aussi éloquentes que persuasives ; celle qui avait fait les délices de mon voyage, eut beaucoup plus de peine à se disculper, et à se rétablir dans l'esprit de son implacable maîtresse.

CHAPITRE V.

Ayant promis, comme j'en avais l'habitude, de ne plus renouveller de pareilles absences sans en prévenir, je repris mes travaux ordinaires avec la même activité. M. Deladrille était alors indigné de ce que le parti dont il formait l'avant-garde venait d'être repoussé, et éprouvait de temps en temps de malheureux échecs; le ministère paraissait à la tête des ultra-libéraux, ce qui redoublait leur audace et leur insolence; les royalistes, comme M. Deladrille, intimidés par cette intervention, n'osaient plus se porter en avant, ni dépasser la colonne qui formait leur point d'appui, dans la crainte d'être faits prisonniers. Rien n'enorgueillit comme une victoire, et rien n'épouvante comme une défaite : les ultra-libéraux pour ainsi dire victorieux faisaient feu de tous les bords, en insultant par des bravades leurs ennemis déconcertés. Ils employaient l'arme de la plaisanterie, dévoilaient leurs ridicules et leurs travers, et les poursuivaient sans relâche, jusques dans leurs retranchemens. Non contens de se servir de moyens aussi dangereux, ils avaient aussi recours à la calomnie dont ils faisaient mouvoir tous les ressorts ; leur dessein en agissant ainsi, était d'attirer le mépris de l'opinion, afin d'écraser la réputation d'hommes recommandables. Ces coupables manœuvres porteraient des coups bien plus terribles, si la raison ne mettait l'esprit en garde, contre les insinuations de ceux qui n'agissent que par d'ambitieuses impulsions. Combien de gens sont trompés par la prévention ! C'est parce qu'ils n'envisagent que la superficie des choses qui leur sont naturellement cachées, ils sont à peu près comme l'aveugle qui veut découvrir un insecte, qu'on n'aperçoit qu'à l'aide du microscope.

M. Deladrille était un de ceux qui soutenaient le choc avec plus d'énergie et d'impétuosité; il rendait plaisanterie pour plaisanterie, et s'il lui répugnait de calomnier, il n'en reversait pas moins l'odieux de la calomnie sur ses impudens adversaires. Le renfort du ministère l'avait obligé à abandonner les choses, pour ne plus s'occuper que des personnes. Il prenait toutes celles qui étaient isolées, les retournait en tous sens, jusqu'à ce qu'il eut rencontré leurs ridicules, il les bafouait et les humiliait ainsi, sans éprouver presqu'aucune résistance. Son indignation et son courroux augmentaient à fure à mesure que son parti était contraint de rétrograder; s'il rétrogradait lui-même, ce n'était qu'en combattant, et après avoir courageusement disputé le terrain. Depuis long-temps il désirait ardemment trouver un adversaire digne de lui, il le rencontra dans un courageux publiciste, aguerri à l'ombre des lauriers, et capable d'une opiniâtre défense. Des escarmouches nombreuses furent les préliminaires d'un combat à outrance, et un feu roulant en annonça bientôt la prochaine issue. La victoire était indécise, les valeureux champions s'appelèrent réciproquement dans l'arène pour se la disputer; chacun d'eux prit ses témoins, et le Bois de Boulogne fut choisi pour champ clos. M. Deladrille s'y rendit le premier, assisté d'un ancien frère d'armes et d'un moderne publiciste, l'effroi ou la risée des ultra-libéraux; arriva un instant plus tard l'honorable adversaire, assisté de son ami, l'ancien atlas du gouvernement impérial, devenu également honorable, et de Minerve, sous la forme d'un grand prélat. J'étais chargé des armes qui consistaient en épées, sabres et pistolets. Ils préférèrent l'arme des preux. M. Deladrille quitte ses vêtemens, et laisse entrevoir sur sa poitrine décharnée de glorieuses cicatrices qui inspirent un majestueux respect. Son antagoniste l'imite lentement, et laisse flotter une longue chevelure qui n'inspire que la douleur: ils se mesurent des yeux et leurs regards menaçans indiquent le courroux qui les anime. Ils s'approchent, croisent le fer, se portent plusieurs coups qu'ils évitent l'un et l'autre avec adresse. Minerve manifeste sa préférence; elle encourage son honorable protégé des gestes et de la voix: celui-ci redouble ses efforts, ses muscles se gonflent, ses nerfs se tendent et il prend spontanément une attitude foudroyante. Son inspiration l'emporte, il fond sur son adversaire avec une fougueuse impétuosité et l'aurait traversé de part en part sur une retraite, si Jupiter du haut de l'Olympe ne se fût déclaré favorable à M. Deladrille. Dès-lors, ce dernier se ranime;

échauffé par un feu divin, il regagne l'espace qu'il a perdu, poursuit son adversaire et l'aurait traversé à son tour, si Minerve par ses supplications n'eût apaisé la colère du maître des Dieux. Il reçut seulement une légère blessure à l'épaule. Ainsi se termina ce fameux combat singulier : malgré la présence de la sage Minerve, les combattans ne purent se concilier, la discorde s'étant servi de l'esprit de parti pour repousser toute espèce de conciliation, ils se donnèrent seulement quelques marques de politesse et se séparèrent avec les mêmes sentimens de haine et de vengeance. Nous revînmes à Paris où la renommée, sous l'influence d'une autorité puissante, avait déjà fait retentir le bruit de la victoire et proclamé le vainqueur. M. Deladrille invita ses amis à dîner dans un endroit inaccessible aux ultrà-libéraux, et je revins les y joindre après avoir déposé les armes des illustres combattans. On s'entretint pendant tout le repas de cette importante affaire, et des ramifications immenses qu'elle pouvait avoir. Elle devait, selon l'opinion des convives, consterner les libéraux terrorifiés, intimider le ministère, l'obliger à changer de système, et à se jeter dans les rangs du vainqueur. M. Deladrille comptait ses coups avec plus d'aisance que sur le champ de bataille, et combien de fois il aurait immolé son timide adversaire si Minerve n'eût point retenu son bras vainqueur. Quelques flacons d'un Champagne mousseux, dont les bouchons en s'échappant imitaient la mousqueterie, ayant échauffé les têtes, on s'entretint plus particulièrement du ministère, surtout de la fourberie du ministre qu'ils comparaient à Pisistrate. On fut prendre le café ensuite, et nous rentrâmes consoler Mme Brigide qui craignait tout pour les jours de M. Deladrille.

Le lendemain, dès l'aube du jour, la maison fut encombrée de visites ; chacun se disputait l'avantage de pénétrer auprès de celui qui avait mérité les honneurs du triomphe, et le nom de sauveur de la monarchie. Quelques-uns se contentaient de laisser une carte, mais les plus intrépides, ceux que la chronique libérale désigne sous de comiques dénominations, écartaient la foule et arrivaient jusqu'à M. Deladrille : — Ah ! mon cher ami, s'écriaient les plus effervescens, en voilà donc un qui a été puni de sa témérité ! si chacun de nous l'avait donc tenu en particulier, ce maraud, ce brigand, cet effréné jacobin, il en aurait vu bien d'autres. Que vous êtes heureux d'en avoir rencontré un qui voulût courir les chances de sa misérable vie ! Ah ! les coquins ! ils sont si lâches, que l'on doit mourir content quand on a pu se mesurer avec un seul. On les poursuit, ils s'enfuient, on les cherche, ils se cachent. De par Berg-op-Zoom, s'écriait un des plus animés, je jure que mon épée sera teinte de leur sang ! La foule commençait à s'écouler, lorsque l'on vit paraître un homme d'un port majestueux, d'une physionomie douce et agréable (c'était M. Wolff, ami intime de M. Deladrille.) Il s'approcha, non pas avec le fol enthousiasme des autres, mais avec un sang-froid remplit de dignité. —Bonjour, mon ami, lui dit-il, j'ai le plus grand plaisir à vous voir, il y a si long-temps que nous ne nous sommes rencontrés; permettez que je vous embrasse.—Volontiers, je partage bien sincèrement votre joie, reprit M. Deladrille; vous connaissez mon affaire? — Oui, puisque tous les salons en retentissent.— Ai-je bien agi dans cette circonstance périlleuse? pouvait-on mieux traiter un maudit jacobin? —La chose est un peu délicate, et en pareil cas, je ne prononce qu'après avoir réfléchi. — Voilà bien le même homme, toujours la même sagesse, la même modération. — Trève, je vous prie; voulez-vous me donner à dîner aujourd'hui? — Avec plaisir. — Sous la condition cependant que nous serons seuls, afin que nous puissions nous entretenir commodément, non-seulement de votre affaire, mais encore de beaucoup d'autres. — J'y consens volontiers. — Eh bien, je vous quitte; à ce soir.

Les visites se prolongèrent jusqu'à ce que M. Deladrille eut fait dire qu'il était absent. L'heure du dîner étant arrivée, M. Wolff ne se fit point attendre, on se mit à table, et la conversation ne roula guère que sur des objets indifférens, pendant toute la durée du repas; mais lorsqu'il fut fini, elle s'anima singulièrement en s'établissant sur des objets sérieux et intéressans. Cet entretien me paraît assez important pour que j'essaye à me le rappeler. Afin de le reproduire avec plus de méthode, je le rapporterai en forme de dialogue. Je réclame l'indulgence du lecteur pour ce que j'aurais omis. Il commença ainsi :

M. Wolff,

Vous me demandiez ce matin mon avis sur votre affaire, je n'ai pas voulu me prononcer pour vous faire entrevoir que je ne vous applaudissais point. Votre conduite est la conséquence d'un enthousiasme désordonné, d'une exaspération fantastique, incompréhensible même. Est-ce à votre âge qu'on devrait être l'auteur de tant de folies? n'êtes-vous pas insensé de déclarer une guerre d'extermination à tous ceux qui ne pensent pas comme vous? est-il possible que la déraison pousse aussi loin l'extravagance! êtes-vous un Socrate, un Platon, un Aristote, pour vous attribuer le droit de régenter l'espèce humaine? auriez-vous autant de mérite que ces philosophes immortels, que vos excès attireraient sur vous l'animadversion de la plupart de vos concitoyens? Que diriez-vous de celui qui battrait un fleuve pour l'obliger à changer de cours? Que pensez-vous de Xercès qui fouettait l'Héllespont pour lui avoir désobéi ? De celui qui tue son cheval pour le corriger de ses défauts ? Vous apartient-il de donner la vue à un aveugle, la santé à un malade , et de bonnes jambes à un boiteux ? D'ailleurs, si l'humanité a ses travers et ses vices , n'avez-vous pas les vôtres, et pouvez-vous , sans dégrader votre dignité même , recourir à des moyens réprouvés par les lois et les convenances humaines? Croyez-vous que des vengeurs ne renaîtraient point des cendres de ceux que vous auriez immolés dans votre coupable effervescence ?

M. DELADRILLE.

Mon enthousiasme est l'enthousiasme de l'honneur, de la gloire et de la fidélité, le seul bon, le seul vrai, le seul légitime. Pensez-vous que je souffrirai qu'une poignée de jacobins retrouvés dans les immondices de la révolution, insulte impunément à la majesté du trône, et à la sainteté des autels? Je n'ose prétendre à la sagesse des anciens philosophes que vous me citez, mais, je défendrai toujours avec le même zèle, la même ardeur, la cause des principes, de la religion et de la royauté; d'ailleurs nous avons le bon droit pour nous, Dieu nous secoure et nous protège. Nous sommes les plus forts et les plus nombreux, ce qui nous permet de tout espérer et de ne rien craindre.

M. WOLFF.

Nouvelle inconséquence d'une âme absolument exaltée, ne prendriez-vous pas vous-même pour un défi le reproche de votre faiblesse? connaît-on jamais ses forces sans les avoir mesurées, sans en être venu aux mains? Qu'une faction opposée tienne les mêmes propos, vous voilà dès ce moment en hostilités, et l'amour-propre des deux partis grièvement blessé, sera cause qu'ils chercheront toutes les occasions de vérifier leurs doutes. Des flots de sang couleront dans les premières épreuves, et qui accusera-t-on d'aussi affreux désastres ?

M. DELADRILLE.

Vous doutez donc de nos forces ?

M. WOLFF.

Je doute de tout ce qui n'est pas prouvé ; j'ai infiniment de peine à supposer le mal quoiqu'il ne me surprenne point, parce qu'il est dans la nature de l'homme. Mais croire qu'il faille que deux partis en viennent aux mains, que l'un écrase l'autre, pour assurer le bonheur et la prospérité d'un état ! je fais autant de cas du politique qui établit cette nécessité, que du médecin qui couperait la tête d'un malade, afin de guérir plus facilement son pied.

M. DELADRILLE.

Si cependant nos forces avaient été reconnues par une autorité respectable ?

M. WOLFF.

Je n'y croirais pas plus qu'à l'infaillibilité des hommes ; si cet examen était l'œuvre d'un génie élevé, d'un observateur de marque et de distinction, tout en lui payant son tribut d'éloges et d'admiration, je chercherais une autorité au moins, aussi respectable que la sienne, pour affaiblir l'influence de son opinion. Ouvrons Montesquieu, et nous allons entrevoir le principe de l'erreur. Il s'exprime ainsi : « Par un malheur attaché » à la condition humaine, les grands

» hommes modérés sont rares : et, com-
» me il est toujours plus aisé de suivre
» sa force que de l'arrêter, peut-être,
» dans la classe des gens supérieurs, est-il
» plus facile de trouver des gens extrême-
» ment vertueux, que des hommes ex-
» trêmement sages. » Dans les troubles politiques, je blâmerai toujours ceux qui prennent l'initiative d'une manière directe ou indirecte. Placé derrière le gouvernement, on doit le suivre et non pas le devancer. Le défendre si on l'attaque, mais ne jamais agir sans son aveu ou sa participation.

M. DELADRILLE.

Je vous comprends, il faut se laisser mettre la corde au col, et attendre patiemment qu'il plaise à nos bourreaux de la tirer : l'expérience a montré à la France royaliste où on arrivait avec des demi-mesures et de la temporisation.

M. WOLFF.

Loin de blâmer des mesures utiles, une rigoureuse inflexibilité, en m'allarmant d'une clémence extrême, je dirai avec J.-J. Rousseau : « Les fréquentes » grâces annoncent que bientôt les for- » faits n'en auront plus besoin, et cha- » cun voit où cela mène. » Mais je ne voudrais point qu'on aigrisse les partis au point d'avoir continuellement le couteau tiré avec eux, qu'on donnât à un libéral honnête la dénomination de *jacobin*, à celui qui a servi le gouvernement de Bonaparte, la qualité d'indigne, et au militaire qui s'est couvert de gloire dans ses armées, le nom de traître ; c'est ainsi selon moi, que l'on divise les esprits, en tirant une ligne hostile entre les partis ou les factions. C'est encore ainsi, que l'on attise le feu de la discorde et que l on menace son pays des fléaux d'une guerre civile.

M. DELADRILLE.

Oui, Monsieur, je persiste dans mon aversion pour les gens dont vous me parlez. Ils sont incapables, indignes même de servir la légitimité dont ils sont les implacables ennemis. Je vais plus loin, en présageant que s'ils inspirent de la confiance, si on les place à la tête des affaires publiques, à l'exclusion des gens honnêtes, nous ne tarderons pas à voir s'écrouler sur ses antiques fondemens, une monarchie qui devait durer aussi long-temps que le monde.

M. WOLFF.

Il me semble vous deviner : tant que vous n'aurez pas les places et le pouvoir, il y aura de grands dangers pour le trône. Je soutiens au contraire que si vous les aviez exclusivement, on verrait naître de bien plus grands maux. On a de fortes préventions contre vous, et jusqu'à ce que vous les ayiez détruites par une conduite extrêmement sage, prudente et mesurée, par une renonciation franche et formelle aux vieilles idées que l'on vous suppose inconsidérément peut-être, vous ne pourrez qu'exciter la nation turbulente à de coupables entreprises.

M. Deladrille.

Bien, très-bien, vous voilà bientôt sur la ligne des ennemis de la monarchie légitime. Vous croyez sans doute aussi à la dîme, aux droits féodaux, aux privilèges de mille sortes, au droit scandaleux du seigneur... ?

M. Wolff.

Cette supposition offensante me blesserait infiniment si elle était faite par tout autre. Non, je ne suis point sur la ligne des ennemis du trône, ni ne m'y placerai de ma vie. J'aime comme vous le gouvernement actuel, je suis entièrement dévoué aux Bourbons, dont je ne cesse d'admirer les vertus. Je prendrai leur défense toutes les fois qu'ils auront besoin de mon bras. Je ne crois pas plus que les hommes de bon sens au rétablissement des anciens privilèges. Mais je désirerais qu'on examinât plus attentivement la progession de l'esprit du peuple depuis certaines époques, que l'on prit en considération ses nouvelles habitudes, ses nouvelles manières, que l'on jetât le voile de l'oubli sur le passé, sans y avoir même égard, pour établir de nouvelles institutions. Ce sacrifice est pénible en ce qu'il peut léser les intérêts de beaucoup de personnes; mais il paraît indispensable à l'affermissement du trône et à la sûreté de la dynastie.

M. DELADRILLE.

Oublierai-je ma fortune perdue, une horrible captivité, des persécutions de toutes espèces, mon exil de ma chère patrie, et le meurtre de tant de membres de ma famille !

M. WOLFF.

Je ne doute point que vous vous rappeliez souvent ces douloureuses époques ; elles vous ont causé des plaies qui doivent être longues à se cicatriser. Voulez-vous exiger quelques dédommagemens, quelques réparations, vous donnerez un prétexte de révolte aux perturbateurs, qui, en signalant une réaction, crieront aux armes d'un bout de la France à l'autre. Que de cœurs ulcérés sont contraints de cacher leurs peines ! que d'illustres familles affectent de méconnaître leurs ennemis !

M. DELADRILLE.

Dès-lors, je dois voir enlever mon bien sans courir après le ravisseur, égorger ma femme, mes enfans, sans opposer la moindre résistance aux meurtriers! Une stoïque résignation, voilà tout ce que vous exigez de la victime dans une circonstance aussi effroyable.

M. WOLFF.

Vous devez arrêter le voleur sur le fait, immoler l'assassin à votre vengeance naturelle et légitime, mais vous ne devez pas poursuivre les enfans, les neveux et les arrière-neveux de ces criminels, parce que les lois les ont placés sous leur égide et leur sauve-garde.

M. DELADRILLE.

D'après la douceur de vos maximes, au lieu de laisser échapper le moindre ressentiment envers les spoliateurs ou les assassins ; il serait convenable, peut-être, que j'allasse les complimenter sur la manière heureuse qu'eux ou leurs parens auraient acquis leur fortune.

M. WOLFF.

Votre exaltation prend toujours les choses à l'extrême, pour leur donner un sens plus mauvais ou plus ridicule. La stricte bienséance, les lois sociales, ne prescrivent point de semblables rapprochemens : seulement elles limitent la vengeance, empêchent de l'étendre et de la généraliser.

M. DELADRILLE.

Allons, vous êtes ministériel, je n'en doute plus.

M. WOLFF.

Selon les vues du monarque, je ne serais bon citoyen qu'à cette condition.

M. DELADRILLE.

Ainsi s'explique l'énigme et se confirme le surplus de mes doutes. Les ministres prévariqueront, donneront des instructions révolutionnaires, empêcheront des magistrats intègres d'agir selon leur conscience et d'après le texte même des lois, et il faudra les applaudir et les respecter.

M. WOLFF.

Si les ministres prévariquent, ils peuvent être mis en accusation; s'ils violent leurs devoirs, s'ils trompent la confiance du souverain, ils encourent sa disgrâce et peuvent être déposés, mais jusqu'à ce qu'ils le soient, je leur dois obéissance et soumission.

M. DELADRILLE.

Devez-vous aussi de la soumission aux

bureaux empestés de ces mêmes ministres, dans lesquels se trouvent tant d'élémens révolutionnaires et d'artisans de l'anarchie ?

M. WOLFF.

Je suis censé ignorer ce qu'ils renferment d'impur, et chaque ministre est responsable des actions de ceux qu'il emploie.

M. DELADRILLE.

Dans le cas où le souverain serait entouré d'un nuage, que la vérité ne pourrait pénétrer ou ne pénétrerait que difficilement, si j'avais connaissance des machinations de révolte d'une puissance intermédiaire, ne serait-il pas de mon devoir de dénoncer à la nation une entreprise qui troublerait sa sécurité ?

M. WOLFF.

Non, au ministre seulement dans les

attributions duquel se trouveraient les fauteurs, ou bien aux chambres, si elles étaient assemblées.

M. DELADRILLE.

Mais enfin, si le ministre n'agissait pas ?

M. WOLFF.

Il serait personnellement responsable du mal qui arriverait, et le souverain en disposerait à son gré.

M. DELADRILLE.

Selon vos idées, les publicistes, les hommes éclairés, qui, par leur expérience et leurs lumières, sont capables de donner des conseils si salutaires au gouvernement, ne sont donc pas utiles ?

M. WOLFF.

Pour le bien de l'humanité, il serait désirable que beaucoup moins de personnes s'occupâssent des affaires des états et des gouvernemens.

M. DELADRILLE.

Votre responsabilité ministérielle, vous ne savez donc pas que ce n'est qu'une illusion et une vaine chimère, qui n'est propre qu'à leurrer une nation trop crédule et trop confiante. Voltaire a dit que la loi était un glaive, dont le plus fort coupait par morceaux le plus faible, et Anacharsis compare les lois à des toiles d'araignées qui n'arrêtent que les petites mouches, et que les grandes coupent aisément.

M. WOLFF.

C'est un malheur de tous les temps,

sur lequel on ne saurait trop s'appitoyer. S'il est le résultat de l'intrigue, de la flatterie et de la bassesse, c'est un motif de plus pour se défier des courtisans.

M. DELADRILLE.

Allons, vous êtes ministériel, je n'en doute plus.

M. WOLFF.

Non pas précisément, mais un ministère prudent, éclairé, qui se placerait entre les partis pour les concilier, serait à mon avis un chef-d'œuvre sublime de la prévoyance et de la sagesse humaine.

M. DELADRILLE.

Que dites-vous de celui-ci, qui vient de se mettre précisément à la tête des jacobins ou des ùltra-libéraux?

M. DELADRILLE.

Je n'en dirai aucun mal parce qu'il est l'œuvre du Roi. Si ce que vous avancez est vrai, c'est un grand mal, une grande calamité ; espérons au surplus que le triomphe de ce ministère est le signal de sa chute........ Comme il est tard, je vous quitte, nous reprendrons notre entretien quand il vous plaira. Adieu.

A peine son ami était sorti que M. Deladrille s'épuisa en imprécations. C'est un libéral, un bonapartiste, un ministériel, que ce Wolff. Est-il dans l'ordre naturel, disait-il avec douleur, « qu'un homme aussi honnête, aussi éclairé tire sa conviction de si grossières erreurs. Quelques soient mes efforts, je parviendrai difficilement à le convertir. Est-il possible que la raison n'ait pas plus d'influence? Avez-vous vu comme je le terrassais dans ses argumens? cependant je n'ai pu le convaincre, tant l'orgueil a d'empire sur les hommes. Un ami sincère, un ami de mon enfance, n'admettre aucunes vérités, nier l'évidence et douter de l'excellence de mes opinions. Il n'y avait que la révolution qui put enfanter de semblables erreurs. Ne pas même me tenir compte du sacrifice de ma vie, ni du danger que j'ai couru en voulant purger la terre d'un effréné jacobin. O comble de l'injustice et de la mauvaise foi; le traitre de Wolff! Non non, je ne veux plus le voir, qu'on le consigne à ma porte. » Ces dernières paroles étaient l'avant-coureur d'une violente attaque. J'appelai Blaise à mon aide, et comme il était extrêmement tard, nous fûmes obligés de soutenir le choc sans aucun auxiliaire. Nous eûmes recours aux potions calmantes; mais M. Deladrille au lieu de les avaler, comme il l'aurait dû, nous brisait sur la figure les vases qui les contenaient. Ces moyens, loin de le calmer, augmentaient encore sa fureur. Ah! coquin de Wolff, s'écriait-il dans sa frénésie délirante : « Je veux te convaincre à tout prix. » En même temps il nous prenait l'un et l'autre, nous renversait, et nous foulait aux pieds. Il renversait également les meubles, cassait et brisait tout ce qui se trouvait sous sa main, sans que nos efforts pussent lui opposer d'obstacles. C'était un vacarme épouvantable, et il fallait que les voisins fussent aussi habitués qu'ils l'étaient à ces scènes tumultueuses, pour ne pas nous aider à réprimer ce désordre. Sans doute qu'ils aimaient mieux sacrifier leur repos, que de partager les dangers que nous courions. Le malade ayant épuisé toutes ses forces, nous le couchâmes, et Blaise et moi fûmes panser nos blessures et nous reposer de nos énormes fatigues.

CHAPITRE VI

Un sommeil de plusieurs heures ayant calmé les sens de M. Deladrille, et produit sur ce pauvre Blaise et sur moi un effet tout contraire; lorsque nous nous éveillâmes nos visages étaient couverts de meurtrissures, et la circonférence de nos yeux exactement marbrés. Blaise lourd et pesant, était encore plus cruellement traité; pas un coup ne lui était échappé, et des éclats de porcelaine avaient pénétré jusques dans sa peau, malgré sa condensité. Je me levai le premier, et après m'être frotté avec diverses eaux spiritueuses, je vins m'informer de la santé de l'auteur de nos maux. Je le trouvai parfaitement tranquille et fort étonné de me voir la figure ainsi balafrée; je lui fis néanmoins de sérieuses représentations et excitai son attendrissement et son repentir par les preuves de conviction que je lui mis sous la vue. Il m'écouta avec anxiété, me fit de grandes excuses, qu'il me chargea de transmettre à tous ceux qu'il aurait pu offenser dans son bruyant accès. Il reçut encore des visites de félicitations dans la journée, et trouva un supplément d'éloges dans l'opinion de plusieurs journaux. Le dimanche suivant, il se revêtit de son uniforme du dix-huitième-siècle, pour aller recevoir des louanges qu'il ne reçut vraisemblablement pas : car il rentra avec une certaine tristesse et beaucoup de mécontentement.

Nous reprîmes nos occupations politiques ; le moment était opportun, les ultra-libéraux, comptant sur un dénouement favorable et rapproché, agissaient sans relâche avec une surprenante opiniâtreté ; il était même difficile de les contre-carrer, en raison des nombreuses ressources qu'ils déployaient sans cesse. Leurs grands et petits doctrinaires, s'agitaient avec une furieuse obstination. Ils avaient envahi l'instruction publique, et établi un nouveau systême d'éducation. Ils n'entretenaient plus la jeunesse que du vain fantôme de la république, et des charmes d'une liberté superbe qui était son apanage. Ils voulaient changer la religion dominante qui, selon eux, avait été l'objet de tant de controverses et de disputes sanglantes, et élever à sa place une religion nationale, facile, simple et naturelle, dont les préceptes plus tolérans donnâssent infiniment plus de cours à la licence ; changer pareillement les dogmes, et les remplacer par d'autres plus en harmonie avec la grande civilisation, et qui relevassent d'avantage la dignité de l'homme considéré dans son état de nature. M. Deladrille frémissait en calculant les maux innombrables, qui allaient être la conséquence de ces sacrilèges innovations. C'était à la vérité le délire de la turpitude, et M. Deladrille ne saurait être blâmé, de les avoir traité à cet effet avec la plus rigoureuse inflexibilité; cette noble et louable défense mérite la reconnaissance de ses concitoyens, et si l'esprit de parti refuse cet hommage à sa mémoire, la justice qui sait répartir ses faveurs ne manquera pas de le lui décerner.

Sur ces entrefaites, des troubles se manifestèrent dans différentes contrées méridionales. M. Deladrille, désirant s'assurer des dangers que courait l'état et la monarchie, se décida à aller lui-même sur les lieux, exciter les uns et braver les autres. Je reçus ses instructions ; il m'exhorta à la sagesse, et partit en toute hâte. Je promis monts et merveilles comme j'en avais l'heureuse habitude, en même temps que je faisais des vœux pour que l'absence de M. Deladrille se prolongeât autant que possible, afin de savourer plus à mon aise les fruits délicieux de ma dernière conquête.

Blaise ayant suivi son maître, il ne me restait à craindre que la surveillance de Mme Brigide, qui pouvait avoir aussi ses instructions particulières. Je n'avais d'autres travaux que ma correspondance qui était pénible et compliquée, à cause des extraits que j'étais obligé de transmettre aux journaux ultra-royalistes; c'étaient des nouvelles sur des démêlés de partis, qui ressemblaient assez à des bulletins de la grande armée, jamais de défaites et toujours des victoires; les libéraux faisaient de même, le ministère également. Je demande comment il était dès-lors possible, de connaître ce qui se passait seulement à cent lieux de la capitale. Êtres débonnaires, confians et crédules, fiez-vous donc aux traditions passionnées, de l'esprit de parti et des factions, qui ne présentent à vos yeux prévenus, que le coin du tableau qui vous plaît davantage. Lorsque le discernement humain, exempt des folles impressions qui couvrent la vérité d'un nuage épais, se fatigue, se rebute même dans de simples rapprochemens : comment est-il possible, dis-je, à des gens dominés par la passion, d'obtenir une juste idée de faits qui ne sont la plupart transmis qu'avec le délire de l'exaltation.

Le volcan qui menaçait la France de l'engloutir étant refermé, une insurrection à main armée réprimée par la force, après avoir épuisé les ressources de la clémence, M. Deladrille revint de sa glorieuse expédition, et fit part à ses amis de ses nombreux succès, et de l'indispensable nécessité de sa présence et de son intervention. Il se remit aussitôt à la poursuite des ultra-libéraux, les assaillit avec de nouvelles armes, et secondé par de courageux auxiliaires, il les aurait inévitablement anéanti, si son parti n'avait point commis d'imprudences. Pressés, poursuivis, harcelés, la consternation s'était répandue dans leurs rangs, une sorte de découragement s'était emparés d'eux. Ils criaient pour ainsi dire sauve qui peut, et *gare la bombe*. Intimidés par la ferme attitude du gouvernement, ils s'enfuyaient pêle-mêle ne sachant plus où trouver de salut et de refuge. Leur turpitude et leurs fourberies étaient démasquées; ils n'inspiraient plus ni confiance, ni pitié. Le chef suprême du gouvernement, convaincu des dangers que courait la France sous l'administration de tels hommes, était incertain s'il confierait le pouvoir à d'autres mains. A peine avait-on le moindre soupçon de cette incertitude, que les cris de victoire se firent entendre dans le parti ultra-royaliste. Ces derniers parlaient même imprudemment, de vengeance et des châtimens qu'ils préparaient aux ultra-libéraux. Des hommes zélés pour le bien général, ou tant soit peu perfides, firent des représentations raisonnées, et signalèrent un danger plus éminent encore, si l'on opérait cette transmutation de pouvoir en faveur de personnes si peu maîtresses de leurs passions. Ces représentations eurent leur effet, et une joie aussi impolitique qu'inconsidérée, fut changée en une sombre tristesse. Quelques malicieux critiques nommèrent cette journée, *la journée des dupes.*

Ce faible crépuscule d'espérances, qui avait fait naître tant de séduisantes illusions, occasionna une crise presque mortelle à M. Deladrille. M. Wolff vint le voir, lorsque ses sens n'étaient plus que faiblement agités... « Eh bien mon ami, que dites-vous des affaires ? »

M. WOLFF.

Que votre parti vient de faire encore de grandes sottises. La monarchie avait besoin de vous, elle vous appelait à son secours. Votre joie forcenée, vos expressions imprudentes, vos discours remplis de fiel, vos menaces de vengeance et de réaction, ont donné des craintes et répandu l'alarme. Des gens d'une habileté magique, ont tiré parti de votre délire, l'ont reproduit avec adresse, et leurs conseils en prévalant, ont engagé le souverain, à éviter les extrêmes d'un parti immodéré.

M. DELADRILLE.

Qu'il continue à employer des jacobins, et nous verrons dans l'avenir! ne valait-il pas mieux se servir d'hommes absolument dévoués, d'hommes qui ont donné tant de preuves de courage et de fidélité, de ceux enfin que la séduction ne saurait atteindre, et dont la résistance est basée sur l'immutabilité, de leurs principes ?

M. WOLFF.

Quelques-unes de vos qualités sont connues, on ne peut nier votre bonne foi, ni la pureté de vos sentimens. Mais cependant, le souverain ne saurait contraindre l'opinion, ni éloigner les soupçons que votre exaspération a répandus, et lors même qu'il vous estimerait comme citoyens, il ne pourrait vous considérer comme hommes d'état.

M. DELADRILLE.

Vous nous excluez donc ainsi des emplois, avec l'idée sans doute, que notre parti ne renferme point de sujets capables ?

M. WOLFF.

Loin de donner accès à une opinion telle, je distingue parmi les royalistes un certain nombre de citoyens d'un mérite rare, d'une sagesse et d'une austérité exemplaires. Malheureusement ils sont confondus dans vos rangs, et comme on a moins de peine à blâmer un individu, qu'à faire l'apologie de ses qualités morales, il en résulte un préjudice notoire, pour le bien de la masse et de la généralité.

M. DELADRILLE.

Hélas! dépouillé de préventions, avec bien peu de sagacité, on ne saurait s'empêcher d'entrevoir les malheurs, qui s'amoncèlent sur notre patrie!

M. WOLFF.

Je vous avouerai franchement que j'en frémis d'avance. Les passions se jouent de la raison, et se montrent plus audacieuses et plus inflexibles de jour en jour, les partis se bravent et se défient au lieu de se rallier ; une animosite qui tient de l'acharnement semble assoupir la fureur, et si d'un instant à l'autre, ces mêmes passions se dégagent et s'affranchissent du frein des lois, nous serons victimes des plus infâmes attentats et des plus exécrables forfaits ?

M. DELADRILLE.

Quelle est donc la cause d'un danger aussi effrayant?

M. WOLFF.

Elle se laisse apercevoir difficilement ; des effets seulement on peut tirer quelques probabilités.

M. DELADRILLE.

Croyez-vous que ce gouvernement-ci,

était celui qui convenait le mieux au peuple Français?

M. WOLFF.

Je le pense.

M. DELADRILLE.

Cependant un peuple actif, bouillant et audacieux, a besoin d'être fortement comprimé, et maintenu sous la puissance d'une autorité ferme et irrésistible.

M. WOLFF.

Je ne suis pas de votre avis, si vous comprenez dans le peuple la classe laborieuse. Dans cette classe la plus utile, la plus nombreuse et la plus intéressante de toutes, on n'a pas la moindre propension à la révolte et chacun vaque à ses travaux, sans s'inquiéter souvent de celui qui gouverne.

M. DELADRILLE.

Vous ne raisonneriez pas ainsi, si vous vous rappelliez les excès coupables de cette même classe, pendant nos troubles et nos désolations!

M. WOLFF.

Ne confondez point, et établissez une différence palpable entre une multitude effrénée, un ramassis de brigands, l'écume de l'espèce humaine, et les habitans paisibles des contrées qui n'ont toujours cherché que les moyens de faire fructifier leur champs, afin de payer plus facilement le tribut que le gouvernement leur impose. Ceux que je redoute, et qui sont effectivement redoutables, font partie de la classe moyenne de la société, et se composent de philosophes imbéciles, de leurs sectateurs plus imbéciles encore, de quelques acquéreurs de biens nationaux, de gens ruinés par une odieuse inconduite, qui ne désirent que bouleversemens et catastrophes, afin de s'emparer de vive force du patrimoine de ceux qu'ils auraient immolé à leur rage ambitieuse.

M. DELADRILLE.

En rendant toute la justice imaginable, aux excellentes raisons que vous alléguez, je ne saurais m'empêcher de croire qu'il faut un bras de fer, pour gouverner les français.

M. WOLFF.

Dites plutôt pour châtier les perturbateurs, les hypocrites, les méchans et les traîtres, dont l'arrière pensée est im·

pénétrable. Dites qu'il faut un discernement surnaturel, une connaissance approfondie du cœur humain, pour dérouler les replis de leurs âmes infectées; qu'une habileté extrême est nécessaire pour déjouer leurs intrigues, et se mettre en garde contre les séductions de la flatterie, qu'ils prodiguent si artificieusement. J'invoquerai à cet égard, la plus scrupuleuse attention du dispensateur des places et des emplois. On juge les hommes de diverses manières, et l'on s'arrête ordinairement plus à leurs actions publiques, qu'à leurs actions privées, pour établir son jugement. J'ignore si cette manière n'est point vicieuse, car Robespierre, dont la conduite privée était un tissu d'horreurs et de monstruosités, parlait quelquefois de vertus à la tribune.

M. DELABRILLE.

Que voulez-vous attendre d'un pays presqu'entièrement dissolu ?

M. WOLFF.

La perversité n'est point générale, et si comme infiniment d'autres, vous vous donniez la peine d'examiner de plus près ce peuple que vous croyez si pervers, et si turbulent, vous y remarqueriez des actes de piété et de modération, qui serviraient de modèles dans plusieurs occasions. Il y a parmi les royalistes des hommes intègres, éclairés et judicieux; qu'on les place à la tête des affaires publiques, ils n'insulteront qui que ce soit, ils jouiront de l'estime générale et leur intervention seule intimidera les rebelles et les factieux.

M. DELADRILLE.

Qui mieux que nous pourrait contenir les agitateurs !

M. WOLFF.

Vous l'auriez pu sans contredit, si vous

n'aviez point fait naître des préventions qui semblent s'éterniser, et jusqu'à ce qu'elles soient absolument détruites, la moindre et la plus innocente de vos actions, sera prise et interprêtée dans le sens le plus mauvais, et peut-être le plus coupable.

M. DELADRILLE.

Qui désormais voudra servir la cause, si le dévouement et la fidélité sont si mal récompensés ?

M. WOLFF.

La reconnaissance du Monarque n'est point équivoque, mais il craint singulièrement votre folle exagération ; et ce n'est que par des faveurs spéciales, qu'il peut vous donner des marques de sa munificence.

M. DELADRILLE.

Non-seulement nos réclamations ne sont point accueillies dans les bureaux, mais on pousse l'injustice et l'effronterie, jusqu'à méconnaitre l'influence de la cour et celle des recommandations puissantes !

M. WOLFF.

Il est sans contredit des recommandations qui doivent prévaloir, et il est même inoui qu'elles ne prévalent point. Voulez-vous parler ensuite de celles des courtisans ! Je plaindrais bien sincèrement l'état où leurs volontés seraient des décisions. J'en connais d'essentiellement estimables, d'extrêmement vertueux, ensuite je ne trouve pas extraordinaire que d'illustres auteurs ne les considèrent que comme des coqs plus d'inde qui font perpétuellement la roue. Au surplus dans une matière aussi délicate, je ne me permettrai aucune qualification maligne ou critique. Qu'on lise l'histoire si on en veut connaître d'avantage, et principalement Montesquieu, qui est si vrai, si naturel et si impartial dans ses tableaux; je crois qu'il a parlé des courtisans, dans le chapitre V du livre III de son Esprit des Lois.

M. DELADRILLE.

Je m'inscris en faux contre les assertions mensongères, de toutes les autorités que vous invoquez pour flétrir un corps aussi recommandable, qui sera constamment soutenu et secondé par les gens de bien. D'ailleurs on n'insulte pas envain les vétérans de la fidélité, surtout lorsqu'elle est garantie par de longues et douloureuses épreuves.

M. WOLFF.

Leur fidélité est honorable, sans contre

dit, mais isolée des autres qualités, elle est d'un bien faible poids dans la balance des considérations........... ......
....

M. DELADRILLE.

Je suis outré de votre injustice et de votre partialité, envers des hommes qui méritent à tant de titres, l'admiration de leurs concitoyens!

M. WOLFF.

Des concitoyens, je doute que la plupart de ceux que je signale daignent en reconnaître, l'orgueil du moins leur empêche d'en avouer. Loin de soulager l'humanité et d'essuyer les larmes de l'indigence et du malheur, à l'exemple de ceux qu'ils flattent avec tant de complaisance et de servilité, ils n'ont peut-être pas même le mérite de l'imitation.

M. DELADRILLE.

Ceci est physiquement et moralement faux, puisqu'ils sont presque tous membres de sociétés philantropiques, destinées à l'amélioration du sort des malheureux.

M. WOLFF.

Je me rends à des démonstrations aussi péremptoires; je leur restitue la considération dont vous les croyez dignes, en fesant des vœux pour que toutes les pages qui les déprécient, soient rayées de l'histoire de nos mœurs et de nos annales.

M. DELADRILLE.

Si d'ailleurs vous n'étiez pas de mon opinion, il ne serait pas étrange que vous ne crussiez pas à l'évidence de leurs belles actions.

M. WOLFF.

Cependant je me plais à noter toutes celles des Princes Français.

M. DELADRILLE.

Votre aversion pour les courtisans qui sont inséparables de la monarchie, me fait douter de la sincérité de vos sentiments. Votre indifférence envers le gouvernement, ressemble assez à celle d'un médecin envers ses malades : il leur donne ses soins à la vérité, mais leur mort ne l'afflige qu'autant qu'il pouvait faire un objet de spéculation de leurs maladies.

M. WOLFF.

Je désirerais que dans un entretien pareil, on évitât des applications qui peuvent être prises pour autant d'injures

M. DELADRILLE.

Je n'ai pas eu le dessein de vous offenser, pour vous en donner une preuve, entretenons-nous d'autres objets... Quelle opinion avez-vous des chambres ?

M. WOLFF.

Une bonne et une mauvaise.

M. DELADRILLE.

Que dites-vous de celle de 1815, qu'on nommait si justement la chambre *introuvable* ?

M. WOLFF.

On y remarquait des hommes éminemment recommandables, d'une grande loyauté et d'une inappréciable franchise.

M. DELADRILLE.

Quelle est la majorité ou la minorité, à qui vous accordez une préférence si décidée ?

M. WOLFF.

A ceux des membres qui avaient eu la sagacité d'envisager la nation et le peuple français, sous son véritable point de vue ; qui étaient susceptibles de faire des sacrifices pour prendre les choses dans leur état actuel, et qui ne voulaient rien faire rétrograder.

M. DELADRILLE.

Je serais curieux de connaître ceux que vous recommandez à notre reconnaissance et à notre admiration.

M. WOLFF.

Ne croyant point à mon infaillibilité, je m'abstiens de désignations particulières, seulement je désire être compris de ceux dont je parle, afin qu'ils trouvent ici le faible hommage d'un citoyen reconnaissant. Peut-être qu'un jour la patrie leur offrira le tribut que méritent leurs peines et leurs efforts.

M. DELADRILLE.

Vous vous exprimez avec l'enthousiasme d'un libéral ; serait-ce dans leurs rangs, que vous auriez trouvé de tels hommes ?

M. WOLFF.

Non, c'est au milieu des vôtres même.

M. DELADRILLE.

La monarchie, la morale, la religion, ont trouvé d'illustres apologistes dans cette chambre immortelle ?

M. WOLFF.

Il y avait aussi quelques extravagans esprits, qui ont déterminé le coup d'état qui l'a dissoute.

M. DELADRILLE.

L'auteur de cette mesure violente, a été cruellement trompé, s'il a cru que cette chambre ne pouvait opérer le salut et le bonheur de la France.

M. WOLFF.

Il est possible que dans cette mesure extrême, on ait plus considéré les rumeurs de la nation qu'un sentiment personnel, et que les motifs qui ont déterminé cette dissolution mémorable, aient été basés uniquement sur les inconséquences et les discours intempestifs de plusieurs membres.

M. DELADRILLE.

La nation ! la nation ! quelle entrave peut apporter son refus à la marche du gouvernement ?

M. WOLFF.

Vous croyez vous à Constantinople ?

M. DELADRILLE.

Écoutez les nationaux, et vous me donnerez de vos nouvelles dans quelques années.

M. WOLFF.

Je ne reconnais que l'influence des

lois dans un gouvernement représentatif; et comme ce sont elles qui servent de de régulateur aux rouages de la grande machine politique, il est nécessaire que dans leur confection on ait égard au physique du pays, aux mœurs, aux habitudes et aux manières du peuple ; cette déférence est commandée par les grands principes organisateurs, consacrés par l'expérience, et qui ont leur type dans la législation primitive des peuples les plus anciens.

M. DELADRILLE.

Est-ce que les législateurs de 1815, n'auraient pas eu égard à ces règles impérieuses du sens commun ?

M. WOLFF.

J'ai l'habitude de nier tout ce que je n'ai pas vérifié.

M. DELADRILLE.

La chambre actuelle, croyez-vous qu'elle puisse opérer le bien, en remplissant les intentions du gouvernement ?

M. WOLFF.

Elle comprend encore quantité d'hommes honnêtes et de bonne foi, mais elle renferme des membres qui inspirent plus de crainte, que de confiance. Des hommes exercés aux affaires publiques, aux grandes discussions, dont la souplesse égale la perfidie, sont extrêmement suspects; surtout lorsque leur tactique habilement concertée, ne laisse entrevoir que de l'indiférence pour la dynastie actuelle. Qui sait si leur infâme duplicité ne couvre point des desseins factieux ou criminels! Il serait bien important de leur opposer des hommes assez habiles, pour prévenir les redoutables fets de leurs sourdes manœuvres. Malheureusement, il s'en trouve trop peu qui puissent leur être utilement opposés.

M. DELADRILLE.

Quelle idée avez-vous de la chambre haute ?.

M. WOLFF.

Je n'oserais mettre son bon esprit en problême. Jusqu'alors elle n'a point compromis sa dignité dans l'opinion ; ses délibérations commandent le respect, et n'offrent rien de scandaleux et d'indécent, comme les discussions tumultueuses de la chambre des représentans.

M. DELADRILLE.

Qu'est-ce que tout ceci nous présage ?

M. WOLFF.

Rien de bon, et infiniment de maux,

M. DELADRILLE.

Quels maux pensez-vous qui en découlent ?

M. WOLFF.

La perte et peut-être l'anéantissement de deux ordres, autrefois si puissans dans l'état.

M. DELADRILLE.

Qu'avons-nous à redouter si la masse du peuple est aussi saine que vous le prétendez ? ils nous sera toujours aisé d'écraser les jacobins qui se livreront sans défense à notre discrétion.

M. WOLFF.

Le peuple comme je l'ai envisagé, restera impassible ; mais les prisons seront ouvertes, les voleurs, les brigands et les [illegible] de tous les coins de la France seront armés, les forçats trouveront des libérateurs; et ce ramassis de scélérats guidés par des instigateurs supérieurs ou subalternes, exécuteront de concert les plus exécrables forfaits.

M. DELADRILLE.

Vous ne comptez donc point sur l'incorruptibilité de l'armée royaliste, qui restera toujours aussi fidèle à ses devoirs qu'à l'honneur ?

M. WOLFF.

Pensez-vous bénignement que ceux qui veulent opérer un bouleversement universel, n'employeront pas tous les moyens imaginables pour la séduire et la corrompre ?

M. DELADRILLE.

Elle résistera glorieusement; et d'ailleurs ne sommes-nous pas là pour détruire l'effet des insinuations corruptrices, et pour arrêter les embaucheurs dans leur marche?

M. WOLFF.

Je vous reconnais comme j'en ai reconnu quelques autres, à cette ingénieuse prévoyance. Votre œil scrutateur embrasse tous les objets à-la fois, il sonde des abîmes impénétrables; vous promenez vos regards d'un pôle à l'autre, et Bonaparte en moins de huit jours vous surprend dans vos foyers. Vos connaissances sont si étendues que rien ne vous étonne, parce que rien ne peut vous être caché. Vous êtes des êtres prédestinés auxquels on n'en impose jamais. Selon vos récits, pas une conspiration, pas un complot ne vous est échappé, tous ont été arrêtés par vos soins. La modestie, la sagacité, les talents, sont dans votre patrimoine exclusivement, et vous regardez comme un audacieux insolent, celui que son mérite personnel élève aux grandeurs. C'est un intrigant qui a empiété sur vos droits, un ambitieux boursouflé qui n'a que de la forfanterie. Votre amour-propre vous fait dédaigner les conseils, ou si vous en recevez, c'est que vous en reconnaissez la bonté, et que vous pouvez vous attribuer la gloire de l'invention. Votre séjour n'est ni sur la terre, ni dans les cieux ; mais vous pensez habiter une région mitoyenne semblable au palais des demi-dieux. Si vous voulez rester long-temps dans cette sphère d'illusions, que vos sentinelles soient vigilantes, sans quoi vous courriez le risque d'être surpris et précipité sur la terre.

M. DELADRILLE.

Je n'ignore pas que le crime s'agite tandis que la vertu sommeille.

M. WOLFF.

Toujours d'heureuses applications.

M. DELADRILLE.

En résumé, qui voulez-vous que nous craignions ?

M. WOLFF.

Une classe de la société qui vous a voué une haine éternelle. Ses motifs sont faux, sans doute, elle se prétend outragée de votre hauteur, et humiliée par votre fierté, et paraît décidée à faire tous ses efforts pour vous empêcher d'envahir le pouvoir parce qu'elle craint que vous ne l'opprimiez avec le pouvoir. Vous avez également à craindre de vieux républicains qui ne rêvent que secousses et catastrophes, parce qu'ils vous montrent à leurs auxiliaires comme un obstable invincible au progrès des lumières, et comme ennemis naturels d'une liberté, qui n'est pas du tout compatible avec le despotisme féodal du 10e siècle.

M. DELADRILLE.

N'est-ce pas là le comble du délire révolutionnaire?

M. WOLFF.

Je l'avoue; mais que n'agissez-vous ouvertement pour afficher des intentions contraires. Avec plus de condescendance pour les gens de bien dont vous devriez rechercher le commerce, vous détruiriez d'importantes préventions; cette alliance vous donnerait plus de ressources et de moyens de travailler au bonheur de votre pays, et de prévenir les entreprises criminelles des factieux.

M. DELADRILLE.

A vous entendre nous courrions donc de grands dangers? cependant tout semble assez tranquille. Les tentatives des provinces, les révoltes partielles ont été totalement réprimées, et je ne vois pas que nous soyons menacés d'aucuns troubles.

M. WOLFF.

C'est le cas de dire que vous vivez dans une heureuse ignorance. Le feu couve sous la cendre, et l'embrâsement éclatera dès que vous remuerez le foyer. Les sectes agissent avec une inconcevable célérité, leurs opérations s'enveloppent dans les ténèbres; ces mêmes sectes se grossissent et se multiplient à l'infini; elles forment, instruisent et aguerrissent leurs recrues, afin qu'il les secondent utilement, lorsque la trompette révolutionnaire aura retenti d'un bout de l'hémisphère à l'autre.

M. DELADRILLE.

Bagatelle. Pensez-vous que de grands empires soutenus par de vaillantes armées, craignent quelques misérables jacobins qu'un geste seulement relancerait dans la fange et la poussière ?

M. WOLFF.

Détrompez-vous, et croyez que les sectes renverseront les trônes et républicaniseront l'Europe, l'univers peut-être, si les potentats n'arrêtent point leur prodigieuse influence. Elles les amèneront successivement au bord de l'abîme, et lorsqu'ils y seront tous arrivés par des concessions, un signal sera donné pour les engloutir en même temps.

M. DELADRILLE.

Vos suppositions sont bien hasardées.

M. WOLFF.

Elles sont le résultat de longues observations, faites par des politiques habitués à chercher la vérité au milieu du mystère, et à tirer des conjectures de faits co-ordonnés, qui appellent l'attention par leur haute importance.

M. DELADRILLE.

La chose, pour ne point paraître impossible, présenterait dans l'exécution et même dans les dispositions préliminaires, des difficultés qui paraissent insurmontables : comment serait-il possible, par exemple de se voir, de s'entretenir et de communiquer aux quatre coins de l'hémisphère, sans que la vigilance des autorités empêchât les relations?

M. WOLFF.

Le service de la correspondance se fait par des courriers fidèles et dévoués, apostés ou domiciliés, sur la plus grande partie des routes principales; lesquels transmettent les dépêches de mains en mains, et les apportent ainsi à leur destination, dans le plus profond silence. Ces courriers offrent ordinairement leur vie en ôtage.

M. DELADRILLE.

Ce moyen de correspondre supposerait innombrablement d'initiés, et dans la quantité, il pourrait s'en trouver qui divulguassent le secret.

M. WOLFF.

Les véritables initiés sont en petit nombre, ceux qui agissent sont des machines ne connaissant pas la main qui les fait mouvoir, et que l'on encourage par des promesses et des récompenses effectives.

M. DELADRILLE.

Si c'est l'or qui est le mobile de ces dangereux messagers, avec une plus forte quantité de ce métal corrupteur, on aurait déjà acheté le secret de ces mercenaires stipendiés ?

M. WOLFF.

Non ! parce qu'ils savent qu'ils n'échapperaient jamais au poignard de la vengeance, qui les atteindrait en quelque lieu du monde qu'ils se réfugiassent.

M. DELADRILLE.

Est-il vraisemblable qu'on se décide à entrer dans une association où il y a des risques si affreux à courir ?

M. WOLFF.

Les initiés, ou soi-disant initiés, sont

la plupart des jeunes gens aveuglés, sans expérience, qu'on enchante par de vains discours, que l'on trompe par de fallacieuses maximes, et qui ne peuvent plus rétrograder quand ils ont fait le premier pas.

M. DELADRILLE.

S'il en était ainsi, ce serait une institution bien effroyable pour l'humanité.

M. WOLFF.

Remarquez les jeunes gens, dans le nombre il y en a de soucieux, inquiets, taciturnes, qui ne semblent agités que par le remord et d'importunes pensées. Détournés entièrement de leurs occupations, ils sont à l'affut de tout ce qui se passe d'extraordinaire dans les gouvernemens : ils lisent avec une avidité dévorante les journaux, qui ne leur apprennent souvent que ce qu'ils savaient déjà, étant perpétuellement en communication avec leurs frères et amis d'Allemagne, de Prusse, d'Angleterre, d'Espagne et d'Italie, etc. Dans les troubles et les émeutes, vous les verrez toujours les premiers agissans avec ordre, et autant de précision que si une main expérimentée leur servait de guide. Viennent-ils à être arrêtés par la police ou la force armée, ils sont enhardis, encouragés et secourus dans les prisons. Voyez-les également devant les magistrats, figurer sur les bancs des grands criminels; leur maintien est insolent, et ils annoncent autant de calme que de sérénité. Ils sont rarement décontenancés, et se distinguent par l'effronterie et l'impudence de leurs dénégations.

M. DELADRILLE.

Il faut que ces jeunes gens aient été furieusement travaillés?

M. WOLFF.

On commence par extirper de leurs cœurs le germe de la foi, pour y substituer des idées absolument matérielles, et des doctrines soi-disant philosophiques, qui les affranchissent, non seulement de la crainte des peines éternelles, mais encore de tout frein social.

M. DELADRILLE.

Quelle désolation pour les familles! quel fléau pour les états!

M. WOLFF.

Ils sont d'autant plus effrayants, que c'est le fanatisme qui les fait mouvoir, et qu'ils ont été retrempés dans tous les élémens du crime.

M. DELADRILLE.

Est-ce que devant la face hideuse du crime, ils ne reculent point d'épouvante?

M. WOLFF.

Aucunement, ils le contemplent avec sang-froid, et le considérent comme une action sublime de courage, un trait héroïque, capable de les immortaliser dans l'opinion de leur secte, si la victime est par sa position ou ses moyens, en état d'entraver leurs infâmes projets.

M. DELADRIDLE.

Qui peut fournir aux dépenses nécessaires à l'exécution de ces horribles manœuvres ?

M. WOLFF.

Les chefs des sectes vraisemblablement, qui tirent les fonds de je ne sais où. On se perd à ce sujet, dans mille conjectures, les uns prétendent que.........
.... (Le

surplus de l'entretien ayant eu lieu à voix basse, je suis obligé d'en abandonner le récit).

Monsieur Wolff, nous ayant quitté, nous fûmes dîner chez Mme. Brigide, qui, n'ayant point d'enfans, venait de doter et de marier sa nièce unique et sa filleule, à un employé aux compagnies d'assurance. Il y eut bal à l'issue du dîner, ou plutôt on dansa dans l'une des chambres de l'hôtel garni, après en avoir extrait tous les meubles. La musique n'avait rien de très-harmonieux, ni de bruyant, c'était simplement une musique d'amateurs. Si l'on s'en rapporte à mon jugement les femmes étaient jolies etassez bien parées. M. Deladrille n'avait pas l'ignorance d'un ancien chevalier, mais il en eut toute la galanterie ; il dansa plusieurs fois, et sa conversation et ses manières polies, donnaient un charme presqu'irrésistible à sa personne. Je fis aussi danser plusieurs fois ma tendre fugitive, qui fesait en grande partie l'ornement de la société. Mais l'état de gêne et de contrainte auquel nous étions obligés, nous faisait sincèrement regréter notre mystérieux voyage. M. Deladrille, ayant manisfesté le désir de se retirer avant la fin du bal, je le suivis par déférence; nous nous couchâmes ensuite, et il ne me témoigna aucun mécontentement de son entretien avec M. Wolff.

CHAPITRE VII.

J'ATTENDAIS impatiemment, l'emploi avec lequel je pouvais voyager aux frais de mon gouvernement, et m'établir en pays étranger, sous la sauve-garde des lois et la protection des états. Nous espérions moins que jamais nos places de ministre plénipotentiaire, et de secrétaire de légation, et notre fortune s'éloignait à grands pas. Les royalistes de notre trempe, ou plutôt de celle de M. Deladrille, devenus odieux, étaient continuellement assaillis et persécutés. Des gens bas, vils et méchans, cherchaient à se rendre utiles, en supposant des intrigues coupables à des hommes estimables dont les anciens services et les longs malheurs, méritaient incontestablement d'autres procédés. M. Deladrille fut désigné comme victime, accusé de complots, et de travailler de concert avec des personnes illustres pour renverser le gouvernement, afin de hâter le règne d'un prince de la famille royale. Il était incapable, comme la plupart de ceux de son parti, de participer à une entreprise aussi criminelle ; il souffrait de ce que les affaires n'allaient point à sa fantaisie, mais il souffrait patiemment, il supportait sa douleur avec calme, la concentrait au moins, et laissait rarement échapper son ressentiment; s'il se déchaînait quelquefois contre l'autorité, c'est qu'il craignait les abus du pouvoir, ou que la sûreté des citoyens fût compromise, par des hommes qu'il croyait pétris de vices et de défauts. A l'égard de la personne du Monarque, elle était sacrée pour lui, et tout en n'applaudissant point au choix de ses ministres, il aurait été le premier à le défendre contre la calomnie et les agressions ; quoi qu'il en soit, il n'en devint pas moins suspect aux agens inquisitionnaires, qui le firent arrêter sur de vagues soupçons, et plonger dans un cachot où ils le condamnèrent arbitrairement à rester plusieurs mois ignoré des humains. J'avouerai que cette mesure oppressive et tyrannique, épuisa mon indignation, et que pour la première fois mon cœur s'ouvrit réellement à la pitié. Loin de chercher à me distraire comme je l'avais fait pendant l'absence de M. Deladrille, abattu par l'affliction, en proie à toutes sortes de chagrins, je ne cherchais que les moyens d'établir des communications avec lui, afin de pouvoir le soulager dans son affreuse captivité. Je priais, je suppliais ses surveillans, ou plutôt ses bourreaux, et mes larmes et mes promesses ne pouvaient ni les fléchir ni les ébranler; mes efforts étaient inutiles, et mes supplications devenaient un objet de risée qu'ils fondaient sur mon abaissement. Ces hommes bar-

bares et inhumains me repoussaient avec dédain, me maltraitaient quelquefois, après m'avoir comblé d'injures et d'outrages. J'avais bien médité un grand coup qui me vengerait dignement en facilitant l'évasion des victimes, qui, comme lui, gémissaient sous les verroux du despotisme, mais il fallait être secondé et je n'osais mettre personne dans ma confidence. Enfin la bienfaisante intervention du Souverain, qui avait ignoré jusqu'alors, ce qui se passait, me permit de communiquer avec mon malheureux captif : son horrible cachot s'entr'ouvrit pour la première fois. Lorsque je vis M. Deladrille, je crus voir un spectre, une ombre, semblable à un squellette, il ne se mouvait plus que par l'action qu'on lui prêtait, et n'agissait que quand on le faisait agir ; on ne lui avait laissé de vêtemens que ceux qui lui étaient strictement nécessaires, dans la crainte qu'il osât mettre fin lui-même à ses tourmens.

Ceux dont il était recouvert, n'étaient plus que des lambeaux où se cachait à peine la vermine qui le rongeait. Dans un lieu infecte, humide, où l'air ne pénétrait que difficilement, sans feu, sans lumière; c'était sur quelques débris d'une paille réduite en pourriture qu'il appelait le sommeil à son secours, heureux quand il venait assoupir ses peines et ses souffrances. Ses alimens étaient malsains, grossièrement apprêtés, et les viandes, lorsqu'on lui en offrait, étaient en putréfaction. Je parvins néanmoins à lui en faire passer d'autres, mais il était trop tard, ils ne purent rien produire d'efficace sur un corps usé qui n'était plus animé que par un faible souffle de vie. Que cette situation pitoyable me causait d'angoisses! O débris infâmes du despotisme et de l'arnachie, satellites odieux des caprices d'un maître absolu, vos cœurs étaient moins sensibles que ceux des tigres et des lions; votre victime expirait sous vos coups, et vous traîniez encore ses dépouilles devant les tribunaux, pour légitimer vos horreurs et vos forfaits ! M. Deladrille, semi-mort, fut apporté devant les magistrats chargés de l'absoudre ou de le condamner. La salle d'audience était remplie de curieux qui attendaient dans un morne silence, l'issue d'une affaire devenue si intéressante par le genre de tortures auquel le prévenu avait été assujéti. Quelle scène touchante ! quel spectacle attendrissant, que celui où la sollicitude humaine, attend avec impatience le triomphe de la vertu (1). La liberté était devenue bien indifférente à un malheureux que l'arbitraire avait amené aux portes du tombeau ; peut-être ne fesait-

---

(1) Sans son exaltation politique, M. Deladrille eût été un homme parfait : ses amis de tous les partis lui rendaient cette justice, et les plus intimes, comme M. Wolff, lui étaient sincèrement attachés.

il plusd 'autres vœux, que pour être débarrassé du poids de la vie. Si tels étaient ses désirs que n'expirait-il devant ses juges attendris, aux yeux de l'assemblée qu'il intéressait si vivement! sa mort eût produit un mouvement spontané d'indignation, une commotion générale dans les esprits et déterminé les assistans à vouer une haine mortelle, aux bourreaux implacables de l'humanité. Ses souffrances se prolongèrent encore : était-il nécessaire qu'il épuisât la coupe du malheur? Sa défense devint inutile, les magistrats étaient déjà convaincus de son innocence, ils la proclamèrent, et des acclamations vives et sincères, applaudirent à la décision pénible qu'ils venaient de rendre. La foule ne voulut point se séparer, avant d'avoir vu de près la victime, qui venait d'être arrachée aux fureurs d'une faction exécrable; elle l'accueillit avec des transports de joie difficiles à retracer, et chacun se disputait l'honneur de l'emporter en triomphe.

L'homme sensible aime à reposer sa vue sur des traits semblables ; il oublie ainsi agréablement les soucis et les tourmens qui l'assiègent. Quelle délicieuse jouissance, que de pouvoir arrêter ses regards sur un tableau qui fait tant d'honneur à l'humanité, tandis qu'il y en a tant qui la flétrisse et la déshonore. Ma chère patrie, que j'aime comme Montaigne l'aimait avec ses taches et ses verrues, que tu renfermes encore de merveilles et de vertus ! Et que tu serais grande, estimable et généreuse sans les divisions perpétuelles qui engendrent tant de querelles, de risques et de troubles ! Plaise à Dieu que la main puissante d'un génie bienfaisant, pose bientôt les premières bases du pacte de paix et de concorde, qui réunira tous les Français !

Qu'on ne me sache point mauvais gré de m'être abandonné à cette digression, qui m'écarte un instant de mon sujet ; je voulais soulager mon cœur par l'émission d'un vœu, que je ne cesse d'adresser au ciel, puisse-t-il être exaucé pour l'ordre, la grandeur et la prospérité de mon pays.

Monsieur Deladrille était alors dans sa demeure, où on lui prodiguait des soins de toute espèce, qui ne pouvaient contribuer qu'à prolonger ses jours, puisqu'il était tombé dans un état de marasme, qui annonçait que bientôt il ne serait plus ; on lui communiquait de nouvelles forces avec le secours de l'art, mais elles ne servaient qu'à alimenter son délire ; il n'y avait pas de malédictions, qu'il ne lançât contre ses meurtriers, dans la frénésie de ses accès. « O monstres de l'espèce humaine, s'écriait-il ! rien ne vous est sacré dans votre rage et votre férocité. Vous avez assouvi vos fureurs sur moi, et vous n'étiez point encore assez rassasiés, vous vouliez vous abreuver de mon sang peut-être ! il était trop tard : vos abominables persécutions avaient tari mes veines. Je vous abandonnerai incessamment mes tristes dépouilles, puissent-elles vous suffire dans vos horribles sacrifices. Il vous fallait autant d'audace et de témérité, pour attaquer et chercher à flétrir trente années de gloire et de fidélité! Vous, ou le diabolique machiavelisme de vos aûteurs, m'avait exilé de ma patrie, et condamné à languir sur une terre étrangère; en proie à tous les outrages de l'infortune, j'y ai supporté la faim et la soif, sans plaintes et sans murmures. Vous fesiez alors la guerre aux Bourbons, que vous regrettiez de n'avoir pas tous immolés; mon exil a cessé avec le leur, et furieux de ne pouvoir les atteindre, vous me faites expirer dans les tourmens, pour ne plus avoir de témoin qui dépose contre vos anciennes cruautés! Combien de temps encore disposerez-vous du sort des peuples et des états? » Ils fesait souvent des sorties de cette sorte, ce qui affaiblissait essentiellement ses organes et hâtait son agonie. Enfin, ce martyr politique vit approcher la mort de loin, et l'attendit sans frayeur. Il m'envoya chercher un notaire, pour écrire ses dernières volontés. Il remplit ensuite ses devoirs religieux, non pas en fanatique, mais en honnête homme qui ne rougit point de faire l'aveu de ses fautes, ni de s'humilier devant le chef suprême de tous les autres chefs. Il expira peu de jours après, et ses dernières paroles furent des vœux pour la paix et le bonheur de son pays. Ses amis lui rendirent les derniers devoirs avec un appareil et un recueillement qui indiquaient la considération qu'il avait inspirée. Mr Wolff, le regrettait sincèrement ; s'il n'avait pas adopté ses opinions, il lui tenait compte de son ardeur et de son zèle pour le bien ; marchant tous les deux au même but, ils ne différaient que parce qu'ils n'avaient point pris la même route. M. Deladrille parmi ses excellentes qualités avait de l'honneur, et cet honneur garanti par l'austérité de sa morale reposait sur l'invariabilité de ses principes. Il était humain et généreux, et quoiqu'il ne fut ni riche, ni opulent, il tendait souvent une main secourable aux malheureux qui imploraient son assistance. Sa vie privée, démentirait peut-être l'austérité de cette morale, qui semblait être la base de sa conduite; qu'on ne juge pas témérairement : moi-même, je pourrais me repentir d'avoir altéré la pureté de sa vie domestique, par la manière dont je l'aurais présentée. Nous sommes naturellement enclins à dévoiler les défauts d'autrui, sans jamais envisager les nôtres : ce qui nous rendrait souvent plus circonspects et plus réservés.

On procéda ensuite à l'ouverture du testament, qu'on arrosa de quelques larmes, pour se conformer aux usages adoptés. Pas une disposition n'excluait les proches du défunt, de leurs droits dans son hérédité. A l'exception de quelques legs dictés par la reconnaissance, la succession leur était entièrement dévolue. J'héritai pour ma part, quelques volumes de Puffendorf et de Grotius; j'aurais désiré les notes diplomatiques, mais la police s'en était emparée, pour établir sans doute, les bases de sa monstrueuse accusation. Ce faible avantage ne compensait pas à beaucoup près, la perte que je faisais, en renonçant à mes brillantes prérogatives, et au rôle éminent que je devais jouer dans les cours étrangères. Cette basse cupidité diminua mon deuil, tant il est vrai que l'égoïsme a d'empire sur le cœur des hommes. Mon amour pour la semillante modiste, s'était singulièrement affaibli, ce qui n'est pas aussi extraordinaire. Ayant toujours la même ambition, un peu plus d'expérience, comme mon dessein était de me jeter sur la scène du grand monde, j'allai rêver aux moyens de m'y produire avantagement.

FIN DU PREMIER VOLUME.

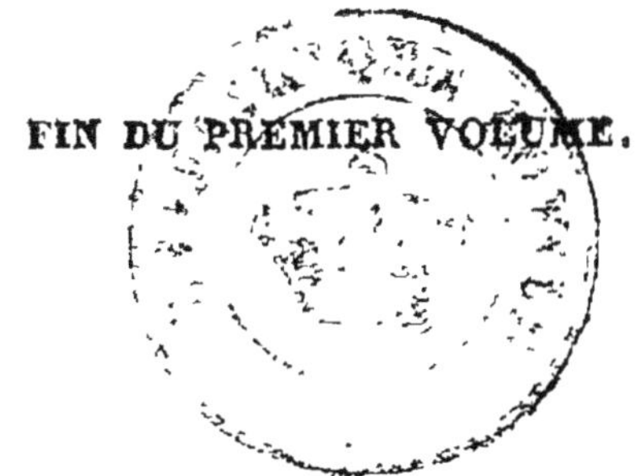

www.ingramcontent.com/pod-product-compliance
Ingram Content Group UK Ltd.
Pitfield, Milton Keynes, MK11 3LW, UK
UKHW021144260726
13994UKWH00001B/286

9 782329 131221